神奇的人体世界

水 禾 编著

吉林人民出版社

图书在版编目(CIP)数据

神奇的人体世界 / 水禾编著. -- 长春 : 吉林人民
出版社, 2012.4
　　(发现科学世界丛书)
　　ISBN 978-7-206-08768-4

　　Ⅰ.①神… Ⅱ.①水… Ⅲ.①人体 – 青年读物②人体
– 少年读物 Ⅳ.①R32-49

　　中国版本图书馆CIP数据核字(2012)第068488号

神奇的人体世界

SHENQI DE RENTI SHIJIE

编　　著:水　禾
责任编辑:关亦淳　　　　　　　　封面设计:七　洱
吉林人民出版社出版 发行(长春市人民大街7548号　邮政编码:130022)
印　　刷:北京市一鑫印务有限公司
开　　本:670mm×950mm　　　　1/16
印　　张:12.75　　　　　　字　　数:150千字
标准书号:ISBN 978-7-206-08768-4
版　　次:2012年4月第1版　　印　　次:2021年8月第2次印刷
定　　价:45.00元

呼吸系统

消化系统

感觉器官

人体之谜

我们如此奇妙的身体

对于自己的身体，我们似乎是再也熟悉不过了，因此，对于它的存在我们有些熟视无睹。而实际上，当你深入地了解自己，了解人体，你就会发现，人体是大自然的伟大杰作，它像一架精妙无比的机器。人类虽已制造出聪明百变、无所不能的电脑和机器人，让它们像人一样具有智能，会思考会动作，甚至会说话，但是任何一项现代技术都比不上已主宰地球数千年、用途最广的"机器"——我们自己。与其他生命体相比，人体的伟大之处在于：动作协调自然，构造巧妙合理，官能齐全敏锐，思维超强缜密。

人们用无数语言描绘过大自然的神奇，大自然不仅用它的鬼斧神工创造了无数自然之美，也创造了人体——生命之美。人体之美令人陶醉，男人挺拔的雄姿、女人曼妙的曲线，以及我们精致的五官等，我们没有理由不为自己的外部之美所自豪，与此同时，更应该为自己内部结构之奇妙所赞叹！因为人体内部系统和功能近乎于完美。你看，运动系统——骨骼、肌肉、关节等为你塑造了躯体形象，使你屹立和行走世间；人的生命需要维持下去，需要摄取食物来补充能量完成生命的链接，于是有了进出有序的消化系统；而吸收的营养需要运输工具的动力——氧，于是有了肺和呼吸道组成的呼吸系统，使我们获得源源不断的生命动能；营养需要运输管道，遍布全身的血液循环系统就应运而生；生命需要延续，人类需要繁衍后代，生殖系统将会满足这些要求；身体疲劳了，各部位的零部件需要保养和润滑，内分泌系统可为你排忧解难；每个系统需要协调指挥，这个指挥中枢便是神经系统，各个系统都得听它调遣；为了使人的身体处于健康状态，还需要一个免疫系统为你保驾护航，使你无后顾之忧。总之，每一个系统都具有完全不同的结构和不同的功能，它们既能独立工作，又互相联系，各司其责，和谐地处于一个生命共同体内。

人体的精妙之处还在于善于自我调控，为了保护自己，对于外部的变化随时予以调整，即它可以将全身各个系统或器官动员起来抵御外来者入侵，并且清理体内的废物、修复受损组织、维护人体的正常运转。它就像一个庞大的国家，维护其正常运转的机构应有尽有，没有空白，没有缝隙，各种器官在人体中承担着各自的功能，完美地履行自己的职责。对于我们自己如此精妙的身体，难道你不想了解吗？

神经系统

人脑，地球的主宰者

人在很多方面，对自然的适应不如大多数动物，但人却成了地球的统治者，这仅仅由于人有一个比其他动物更发达的器官——大脑。如果把人类大脑皮层展开、抚平，可得到一张厚约3毫米、面积为2 200平方厘米的"薄饼"。而我们的灵长类"近亲"黑猩猩的大脑皮层只有一张A4打印纸那么大，猴子的大脑皮层则和一张明信片差不多。老鼠大脑皮层，只有区区一枚邮票的大小。大脑有多重？以成年男性为例，大脑平均重约1 424克，老年人萎缩至1 395克。男性大脑的最重纪录是2 049克，而正常的、未萎缩的大脑最轻为1 096克。相比较，9米长的恐龙的大脑只有核桃大小，重约70克。这样看来，体型和脑容量似乎不成比例，或许恐龙的灭绝与它们大脑不发达有关。

大脑位于脑的最上端，它控制和管理下面的各级中枢，同时还指挥着像说话、写字、发明、创造等人类特有的活动。大脑是人体的最高司令部。大脑就像一个左右分开的半球，依靠底面的胼胝体相连，半球面上布满了沟回。表面的一层为大脑皮层，是神经细胞体聚集的地方，平均厚度约1.5～4.5毫米。皮质下面的髓质，由传递各种信息的神经纤维所组成。大脑皮层的各个区域掌管着各种不同的功能。有人系统地把大脑皮层分为小区，主要有听小区、视小区、嗅小区、语言区、躯体感觉区、躯体运动区等。

在人类长期的生存实践中，大脑得以不断进化提高，具备了抽象思维和意识的功能，成为人类与其他动物相区别的标志之一。许许多多的沟回能使大脑皮层的表面积大为增加 。一个成年人的大脑皮层表面积可达2200平方厘米，聚集了140亿个神经细胞体，因此大脑才有如此神奇的功能。不懈地学习，勤奋地思考，能使大脑更为敏捷。有人研究了伟大的科学家爱因斯坦的大脑，发现他的大脑皮层呈现比常人更多的沟回。由此可见，聪明不是天生的，勤奋动脑筋才是获得才智的唯一途径。

大脑对人体的管理是一种交叉倒置的关系。即左半大脑支配右半身的运动，右半大脑控制左半身的运动；大脑的上部管理人体下半身，而下半个大脑又正好相反。所以一个习惯于用右手的人，他的左半大脑较为发达。有些人为了锻炼双边大脑，就故意多用左手，这是有一定道理的。人的大脑中，左半球偏重于语言的功能，右半球则偏重于有关空间概念的功能。一个健康的人，总是有一个两边都发达的大脑。

人做梦也与大脑有关。做梦是人在睡眠的情况下，受抑制的大脑皮层中某一区域发生了兴奋，哪一个区域兴奋了，梦境中就会出现相关的内容。睡眠是保证大脑休息的最好办法，为了防止恶梦对人体健康的不良影响，我们应多注意保护自己的头部，因为这里有人体最高的生命活动中枢。 现代电子计算机是人制造的大脑一个过分简化的模型，它已经在科学技术、社会经济生活中发挥了巨大的作用，被人称为电脑。随着人们对大脑的认识越来越深入，将会制造出速度更快、性能更好的电脑，服务于人类的伟大事业。

人类靠什么感知世界

科学家认为，在宇宙万物之中，脑的秘密最难了解，迄今对它知之甚少。因此，探索大脑就成了无数专家、学者毕生孜孜以求的奋斗目标。经过一代又一代人的研究探求，我们已经明确：它是人体最重要的器官，是指挥全身活动的"最高司令部"。

我们的脑子，被许多块颅骨组成的结实的"盒子"保护着，这个"盒子"就是我们平常所说的"脑壳"。打开"盒子"，可以看到脑子被硬脑膜、蛛网膜、软脑回一层又一层地包裹着。揭开这些层脑膜，那十分柔嫩的、表面好像核桃仁般，全是皱褶的"脑仁"就呈现在我们的面前了。

脑子可分为大脑、小脑、回脑、中脑、脑桥和延脑等部分，各部分有精细而复杂的功能，其中以大脑的功能最为重要。脑子管看、管听、管嗅，与全身痛痒相关。我们的一切生理活动，从心脏跳动、消化液分泌到复杂的思维和劳动，都由脑指挥。由脑发出的12对神经，从不同部分分布出去，与脊髓发出的31对神经一起，同人体的内脏器官及负责各种感觉的"专业细胞"发生联系，与可产生动作的肌肉发生联系，在脑的统一指挥下接受体内体外的情报，传达和执行脑的命令。

人体器官众多，机能复杂，因为有了脑的指挥，一切活动便能有条不紊地进行。要不，你的眼睛盯着美味食物，嘴里也垂涎三尺，但手就是不肯举起筷子，那怎么行呢？所以，人类乃至所有较高级的动物，都必须有一副健全的脑子。

对于"万物之灵"的人类来说，脑只是1~1.5千克的"皱皱巴巴"的软嫩组织，但它却含有千亿个以上的神经细胞和数百万亿乃至千万亿以上的神经连接点，并形成总长度大约达到数千千米的神经线路交织的神经网络系统。脑既要从千变万化的环境中感受信息，又要协调和控制身体的各种运动（包括随意运动和自主性运动），还要完成语言、学习、记忆、思维、意识等奇妙的高级功能。脑内神经还有惊人的可塑性，并有分子水平上瞬息万变的生物化学动力学变化，没有人不承认脑是一个有适应能力的复杂巨大的系统。有人认为，每一个脑都是多相性的混杂体，但同时又是高度程序化的精确结构，今天的科学水平对它还了解太少。

令人惊奇的脑复杂性是长期进化的产物，漫长的进化历程或巨大的时间跨度必然经历了许多适应性步骤。有人提出"进化能力"的概念，它代表着遗传基因突变的能力和改变生物基因型的能力，这种进化能力为动物脑提供了一种选择的优越性。进化过程塑造了包含特异神经环路和多种分子机制的脑组织高效自动调节控制系统。其实，思维、意识、智力、创造性等都源于人脑的复杂性，科学发展的未来必将会证明脑究竟是怎样产生各种精神活动的。

● 趣味阅读

有关大脑的数字

大脑由约140亿个细胞构成，重约1 400克。大脑皮层厚度约为2~3毫米，总面积约为2 200平方厘米，据估计脑细胞每天要死亡约10万个（越不用脑，脑细胞死亡越多）。一个人的脑储存信息的容量相当于1万个藏书为1 000万册的图书馆，最善于用脑的人，一生中也仅使用掉脑能力的10%。人脑中的主要成分是水，占80%。它虽只占人体体重的2%，但耗氧量达全身耗氧量的25%，血流量占心脏输出血量的15%，一天内流经大脑的血液为 2 000 升。大脑消耗的能量若用电功率表示大约相当于 25 瓦。

大脑左右"连体兄弟"的分工

在正常情形之下，大脑两半球的功能是分工合作的，胼胝体是两半球信息交流的桥梁，完成各功能区的分工合作。对大脑半球的功能，可归纳为以下几点认识：

大脑分左右两个半球，每一半球上分别有运动区、体觉区、视觉区、听觉区、联合区等神经中枢。由此可见，大脑两半球是对称的。

在神经传导的运作上，两半球相对的神经中枢彼此配合，发生交叉作用；两半球的运动区对身体部位的管理，是左右交叉、上下倒置的；两半球的视觉区与两眼的关系是：左半球视觉区管理两眼视网膜的左半，右半球视觉区管理两眼视网膜的右半；两半球的听觉区共同分担管理两耳传入的听觉信息。

两半球的联合区，分别发挥左右半球相关各区的联合功能。在整个大脑功能上，两半球并非各自独立，两者之间仍具有交互作用；而交互作用的发挥，乃是靠胼胝体的连接得以完成。

在正常情形之下，大脑两半球的功能是分工合作的，在两半球之间，由神经纤维构成的胼胝体负责沟通两半球的信息。如果将胼胝体切断，大脑两半球被分割开来，各半球的功能陷入孤立，缺少相应的合作，在行为上会失去统合作用。

人类大脑的两半球在功能划分上，大体上是左半球管右半身，右半球管左半身。每一半球的纵面在功能上也有层次之分，原则上是上层管下肢，中层管躯干，下层管头部。如此形成上下倒置，左右分叉的微妙构造。在每一半球上，有各自分区为数个神经中枢，每一中枢各有其固定的区域，分区专司形成大脑分化而又统合的复杂功能。在区域的分布上，两半球并不完全相同：其中布氏语言区与威氏语言区只分布在左脑半球，其他各区则两半球都有。

运动区。运动区是管理身体运动的神经中枢，其部位在中央沟之前的皮质内，身体内外所有随意肌的运动，均受此中枢的支配。运动中枢发出的神经冲动，呈左右交叉上下倒置的方式进行。

体觉区。体觉区是管理身体上各种感觉的神经中枢。身体上所有热觉、冷觉、压觉、触觉、痛觉等，均受此中枢的管理。体觉区位于顶叶的皮质内，隔中央沟与运动区相对。体觉区的功能与身体各部位的关系，也是上下颠倒与左右交叉的。

视觉区。视觉区是管理视觉的神经中枢。视觉区位于两个半球枕叶的皮质内，交叉控制两只眼睛。由视神经通路可以看出：每只眼球内视网膜的左半边，均经由视神经通路与左半球的视觉区连接。这说明左半球的视觉区，同时控制左右两只眼睛。同样，右半球的视觉区也同时控制左右两只眼睛。视野是指在眼不转头不摇的情形下目光所见的广阔面；只有出现在视野之内的东西，才有可能看见。视网膜是光线刺激的感受器，其功用相当于照相用的软片。视神经是传导视觉神经冲动的神经元。视交叉位于视丘之下，是视神经通路的交会点。视神经是两眼视神经冲动会合后通往视觉中枢的通路。

听觉区。听觉区是管理两耳听觉的神经中枢，位于两半球的外侧，属于颞叶的区域。每一半球的听觉区均与两耳的听觉神经连接，但与视觉区的特征又不相同。每一半球的听觉区，均具有管理两耳听觉的功能，其中一半球的听觉区受到伤害时，对个体的听觉能力只有轻微的影响。

联合区。联合区是具有多种功能的神经中枢，在每一半球上均有两个联合区。其一是从额叶一直延伸到运动区的一大片区域，成为前联合区，它的功能与解决问题的记忆思考有关。其二是后联合区，分散在各主要感觉区附近，如额叶的下部就与视觉区有关。此区域受伤会减低视觉的辨识力，对物体的不同形状，就不容易辨识。

大脑的结构导致性别差异

谈论两性差异是一件很敏感的事。有很多人说，其实本来就没有性别差异，当然更谈不上男女智力差异。但是，无论承认与否，性别差异总是存在着。而承认并研究这种差异的研究人员还把差异的原因归结于大脑，因为只有大脑和基因深处的差异才可能是根本的差异，大脑决定着人的行为和行为方式。于是，才有了这样的话题。

两性是否在大脑上存在差异？如果有，那么差异又在何处？大脑科学研究竟得出了一项有趣的结论：男女两性的大脑有着明显的差异。不仅如此，这些差异广泛存在于大脑结构、大脑的内容物和大脑的功能等诸多方面。

早在1982年6月，美国得克萨斯大学卫生科学中心的德·拉可斯·尤塔敏森和哥伦比亚大学神经生物学家拉夫·赫路威就在《科学》杂志上发表文章说，他们解剖了14个"正常的"大脑，其中5个是女性，9个为男性，并且对脑部胼胝体的形态结构进行了比较。

胼胝体是连接大脑左右半球的一大束神经纤维，它不是两侧大脑半球之间的唯一联系，但却是最重要的联系，起着沟通和协调两侧大脑半球的作用。研究发现，发现女性胼胝体尾部呈球状，与体部相比显著增宽。相反，男性胼胝体尾部大致呈圆柱形，其宽度和体部相差无几。也就是说，女性的胼胝体较男性的大。

针对这一发现，有学者认为，男女在脑部胼胝体形态上的差异，可能意味着男女智力特点和差别的根源存在于大脑之中。美国神经生理学家、乔治城大学医学院教授理查德·雷斯塔说，在此以前还没有发现过大脑形态学的性别差异。

女性胼胝体尾部较大，可能意味着连接两侧大脑半球的神经纤维比男性多。进而可以假设：由于女性两侧大脑半球连接较紧密，因而较少专门化。男女在大脑结构上的有所不同，造成了男女在智力上的差别。

生活中，女性为什么往往比男性更容易感到沮丧？研究人员认为，这并不是因为女性受到的压力比男性大，也不是因为其他生活方式等因素起作用，而是男女大脑中分泌的内容物有所不同，而且大脑对这些物质的反映也不一样。

有研究揭示，男女两性的大脑内容物同样存在着差异，女性的大脑中的灰质竟然要比男性多出15%，而灰质主管着人类的思维。虽然如此，但男女在智商测试时的分值在整体上却不相上下。有这样一种解释，也许男性的脑袋通常大于女性。随着年龄的增长，男性脑组织的流失较女性更快，特别是主管自制力的那部分脑组织，到了45岁时尤为明显。这就可以解释为什么中年男性比起同龄女性，自控力要弱得多。

由于胼胝体的差异和大脑侧化差异，男女两性大脑功能（或使用大脑的方式）也产生了明显的不同。神经生理学家指出，女性哪怕只是做转动拇指这样的小动作，其神经活动在大脑中分布的区域也比男性要大。当男性运用大脑时，他所启用的是大脑中某个特定区域里的神经细胞。而女性的脑细胞则全方位地兴奋起来，形成无数个兴奋亮点。

这也许是因为女性大脑中连接两个脑半球的神经纤维组织"胼胝体"比男性的要厚，因而可以在负责直觉与情感的右半球和负责理性与感觉的左半球之间进行更为紧密的"对话"。也就是说，在女性的两个大脑半球之间存在着某种特殊的联系，而这种联系在男性大脑中可能是不存在的。有人把女性的这一特点称为"情感智力形式"，也有人直接称之为"女人的直觉"。

不过，即便如此，也有相当多的人认为，男女大脑并没有差别，男女两性的大脑功能相同，只是他们运用大脑的方式不同。美国威斯康星大学的研究人员以磁共振扫描(fMRI)做实验，来检测男女大脑是否有差异，试图给出更为有力的反驳。

2000年，他们发表了一项研究成果。研究指出，在语言测试中，fMRI扫描观察到的结果是，两性启动语言的模式都没有差异地偏向大脑左半球。这使他们认为，仅就大脑的语言功能来看，在两性大脑的神经组织上没有性别差异。他们同时指出，关于大脑的性别差异，已有的研究结果还不足以形成共识。显然，无论从大脑的结构、内容物，还是功能或使用大脑的方式上，研究人员都有着不同的研究结果和理解。

如果非要表态，可以这么说，除了要根据已经发现的事实和研究结果以及医学知识来说话外，差异或差别是绝对的，而相同或无差异是相对的。

小脑可精确控制人的动作

在大脑的后下方，有一个凸起的结构叫做小脑。像大脑一样，小脑也是由两个半球组成，它的最外层分布着灰质，称为小脑皮层。小脑的表面也有许多近似平行的沟和回。小脑的内部是由蛋白质和少数灰质核构成。小脑与脊髓、脑干和大脑都有神经纤维相连。大脑向肌肉发放的运动命令和执行运动时从脊髓传来的消息都传入小脑，由小脑对这两种信息进行比较，对运动进行调整，以达到动作协调准确的作用。如果小脑受到伤害，人的随意运动就会变得不准确、不协调、不能完成精细动作，走路也歪斜易倒，肌肉僵直紧张，闭眼直立时站立不稳。小脑接受前庭器官传来的关于身体平衡和位置的信息，指挥有关肌肉作相应的调整，使身体在加速运动和旋转时保持身体的平衡。

随意运动是由大脑皮质受到感觉神经细胞、意识或注意力的刺激，编制成一个运动程序。这个程序传递给大脑的运动皮质，再传到引起运动的骨骼肌。运动进行的时候，小脑不断地发出校正信号进行协调，小脑还要控制身体的平衡以及空间位置。小脑半球与随意运动的协调有密切的关系。小脑半球与大脑皮层有双向性联系，大脑皮层的一部分传出纤维在脑桥换神经元后，投射到小脑半球；小脑半球的传出纤维则在齿状核换神经元，从齿状核发出的纤维可以直接投射到丘脑腹外侧部分或经红核换元后再投射到丘脑腹外侧部分，转而投射到大脑皮层，形成大小脑之间的反馈联系。这一反馈联系对大脑皮层发动的随意运动起调节作用，并在人类中最为发达。

不随意运动是由自主神经系统（也称自律神经、植物神经系统）控制，不受人的意识控制的运动，主要为内脏运动。自主神经系统调节人体功能，达到内环境的稳定，如调节心率、腺体分泌、瞳孔开大和缩小等等。自主神经系统的信号主要在下丘脑、脑干和脊髓进行整合。

脑是人体最为复杂的器官。有人把脑比做计算机，其实它远比计算机复杂得多。脑的亿万个神经细胞是通过化学信号和电信号来相互联系的，这就可以解释为什么药物和酒精会对我们的神经系统产生影响。脑也非常脆弱，而且受到损伤后往往不能修复。人类对脑的研究已有很长时间，然而发展缓慢。近年来生物化学和影像学技术的发展有利于我们一步步揭开脑的奥秘。

● 趣味阅读

大脑是信息处理中心

人脑同时拥有140亿个神经细胞，每日可记录8600万次资料信息。在1秒钟之内，可产生10万次化学反应。尽管人的五官时刻都在捕捉各种情报，但经过大脑处理的，仅占实际情报的1%，其余的99%均被打入"冷宫"。

神经系统是人体的指挥者

作为生理活动的调节者和指挥者，神经系统始终处于主导的地位。神经系统在调节和指挥人体生理活动中的主导地位，主要体现在两个方面：一个方面是它使体内各器官系统的功能活动协调统一，保证人体成为一个统一的生命整体。例如人在剧烈运动时，随着骨骼肌频繁、有力的收缩，会出现呼吸加快、心跳加速和出汗等现象。这一系列的生理变化，是那么有条不紊、配合默契，显然与神经系统的参与和指挥分不开；另一方面，神经系统能使机体随时应付外界环境的变化，从而在人体和不断变化的环境之间达到相对的平衡。例如炎热的高温刺激温觉感受器，把热的信号传入神经中枢，由此引起骨骼肌的紧张度下降、血管扩张和散热增加等。当然这个过程必须在神经系统指挥下才能完成。

不熟悉神经系统功能的人时常发问，人为什么会有饥饿感，产生这些感觉之后怎么能迅速自如地解决；人为什么不仅能很好地适应环境，而且能主动地认识周围世界、变革世界；人为什么还能用语言交流思想，产生情感，创造文化？其实这一切的一切，无不与我们身体具有高度发达完善的神经系统有关。

神经系统分为中枢神经系统（脑和脊髓）和周围神经系统（脑神经、脊神经和植物性神经）。脑神经和脑相连，脊神经和脊髓相连，这些神经和植物性神经一起，分布到全身各个部分。中枢神经系统通过周围神经系统与全身各个部分联系，从而调节全身各部分的活动。

下面举一个生活中的实际例子来加以说明：夏天，当蚊子神不知鬼不觉飞抵你的皮肤裸露处时，你没有察觉。可当蚊子狠命叮咬时，隐藏在皮肤中的感觉神经末梢立即产生神经冲动，通过传入神经把信号传到大脑，人产生痒的感觉。于是大脑马上发出寻找、驱打蚊子的命令，通过运动神经一方面传到眼睛，眼睛随即开始搜寻何处皮肤发痒，这种痒是不是由蚊子叮咬引起的；另一方面传到手的肌肉群，导致肌肉有的收缩、有的舒张，手开始动作向发痒的部位移动。

虽然大脑接收到了痒的感觉，但一时还无法确切判断到底身体的哪个部位发痒，还需证实发痒的原因是不是蚊子造成的。这样就需要不断得到来自眼睛等视觉的信息。眼睛起初根据大脑的命令，只能往发痒部位大范围地粗略的扫描，发痒皮肤表面类似蚊子般大小的斑点，或者上下晃动的黑影，以及皮肤上微微隆起红肿的痕迹，都将成为眼睛进一步注视的焦点。渐渐地，眼睛扫描的范围越来越小，视线越来越集中于蚊子这一目标，并持续不断地把有关发痒部位和蚊子踪迹的信息传向大脑。大脑经过分析综合，一次比一次更准确地指挥手的肌肉群的收缩和舒张，于是拍打蚊子的手，从较盲目的移动转变为有效地逼近蚊子。

事实上在这一过程中，还有听觉信息的参与，因为在人警觉情况下，蚊子嗡嗡振动翅膀的声音同时也会传到大脑。就这样，经过皮肤、眼睛、耳朵、大脑和手之间多次反复的感觉传入、大脑综合和命令手驱打蚊子运动指令的调整，大脑终于清晰地知道身体发痒的确切部位，手在大脑指挥下终于驱打蚊子成功。

读完这段不短的文字描述，需要好几分钟，而实际上神经系统指挥这一系列生理活动在一瞬间便告完成。

神经在人体中的"工作方式"

神经系统是人体内由神经组织构成的全部装置，主要由神经元组成。神经系统由中枢神经系统和遍布全身各处的周围神经系统两部分组成。中枢神经系统包括脑和脊髓，分别位于颅腔和椎管内，是神经组织最集中、构造最复杂的部位。周围神经系统包括各种神经和神经节，其中同脑相连的称为脑神经，与脊髓相连的为脊神经，支配内脏器官的称植物性神经。各类神经通过其末梢与其他器官系统相联系。

神经系统具有重要的功能，是人体内起主导作用的系统。一方面它控制与调节各器官、系统的活动，使人体成为一个统一的整体。另一方面通过神经系统的分析与综合，使机体对环境变化的刺激作出相应的反应，达到机体与环境的统一。神经系统对生理机能调节的基本活动形式是反射。人的大脑的高度发展，使大脑皮质成为控制整个机体功能的最高级部位，并具有思维、意识等生理机能。神经系统发生于胚胎发育的早期，由外胚层发育而来。

在人体的神经系统里，神经元的神经纤维主要集中在周围神经系统，其中许多神经纤维集结成束，外面包着由结缔组成的膜，就成为一条神经。神经把中枢神经系统的兴奋传递给各个器官，或把各个器官的兴奋传递给中枢神经系统的组织，由许多神经纤维构成。

神经主要由三大系统组成，即脑神经、脊神经、植物神经。各系统之间以脑神经为中心，分工协同，共同实现心理功能。在这里之所以用神经而省去了系统，是因为神经本身就是个系统概念。按生理心理学定义，神经是由神经元构成的系统，即神经元系统。其中神经元就是神经这个系统基本的功能结构单位。

神经元是生理层次的物质，即特殊的细胞，不妨称为神经细胞。撇开脑神经元、脊髓神经元、植物神经元的具体差别来看，神经元由细胞体和突起构成。神经细胞突起简称为神经纤维。神经纤维之间纵横交错，是（神经元）构成神经元网络（即神经）的必要条件，具有信息采集与发送功能，表现为心理层面的刺激与反应；神经细胞体是神经元中基本的信息存储与处理单元，经过初步处理的信息，通过神经纤维按层次传递，直至达到脑神经，进行最后的总处理，然后将处理的结果返回到神经元，最终通过神经元上的反应器执行，产生生理反应。

之所以说神经元是构成神经的必要条件，是因为在神经纤维内部，信息传输大都采用生物电脉冲的方式，但各神经元的神经纤维之间并非直接相连的，而是被其他物质隔开，比如乙酰胆碱等。这其实是新的结构层次或者环节。生物电到了相邻神经纤维之间会转变为化学信号，通过物质载体进行过渡，再转化为电信号。因此，完整的神经不仅包括脑神经、脊髓神经、植物神经等不同的神经，还需要中间的化学介质。

● 趣味阅读

青春期不安与荷尔蒙有关

我们知道体内荷尔蒙的改变将可促进身体的发育成长，但是在青春期发育时期为什么会带来情绪上的不安呢？原来，荷尔蒙实际影响着大脑神经的发育，这使大脑结构出现主要的动作举止的变化。一般地在青春期发育阶段，会不同程度地表现出情绪急躁，缺乏热情和兴趣，缺乏决策性。

神经系统的两种反射方式

为什么手不小心碰到火会马上缩回？为什么突然受冷会起"鸡皮疙瘩"？为什么突然受惊吓时会心跳、呼吸加快、脸色发白、血压升高？这一系列问题的答案在于人体内有两大调节系统——神经系统和内分泌系统。由于这两个系统的调节作用，使身体各器官、系统的活动相互协调，也使人体能够与外界环境相适应。

神经系统是人体主要的调节系统，是人体内结构、功能最复杂的一个系统。神经系统由脑、脊髓和它们所发出的许多神经组成，脑和脊髓是神经系统的中枢部分，叫做中枢神经系统。脑和脊髓所发出的神经是神经系统的周围部分，叫做周围神经系统。

脊髓是较低级的中枢部位，位于椎管中，上端与脑相连。在脊髓横断面上，可看到中央蝴蝶形的灰质，这是神经系统的细胞体集中的地方，有许多低级的神经中枢，可以完成一些基本的反射活动，如膝跳反射。灰质周围是白质，主要由神经纤维构成，它们分别集合成若干传导束，有的是上行，向脑部传入信息，有的是下行，由脑部向下传出信息。如果脊髓的一定部位受到损伤，就会出现特定的感觉或运动障碍，例如病毒损伤了脊髓灰质的特定部位，就可能导致脊髓灰质炎，即俗称的小儿麻痹症。

脑是比脊髓更高级的中枢部分，位于颅腔内，包括大脑、小脑、脑干三部分。大脑最发达，是神经系统调节人体生理活动的最高级中枢。小脑在大脑的后下方，脑干背侧，它对人体的运动起协调作用。大脑下方和小脑前方是柄状的脑干，脑干由上到下依次为间脑、中脑、脑桥和延髓，其白质中有许多重要的传导束，灰质中有一些调节人体基本生命活动的中枢，如心血管运动中枢、呼吸中枢等。这些中枢一旦受损伤，有可能立即致死，因此，有人称它是"生命中枢"。

脑所发出的神经叫脑神经，共有 12 对，第一对到第十二对脑神经的名称依次为嗅神经、视神经、动眼神经、滑车神经、三叉神经、外展神经、面神经、位听神经、舌咽神经、迷走神经、副神经、舌下神经。其中除了负责嗅觉、视觉的嗅神经和视神经与大脑相连外，其他 10 对脑神经都与脑干相连。

脊髓发出的神经共 31 对，依次为颈神经 8 对，胸神经 12 对，腰神经 5 对，骶神经 5 对，尾神经 1 对。它们分布在躯干、四肢的皮肤和肌肉里。

脑神经和脊神经中，都有一部分传出神经纤维，分布在心肌、内脏的平滑肌和腺体等处，支配各种内脏器官的活动。这部分传出神经纤维所组成的神经叫植物性神经。植物性神经和脑神经、脊神经一起，都属于周围神经系统。

神经系统调节生命活动的基本方式是反射。反射可分为两类：一类是生下来就有的先天性反射，叫做大条件反射。例如手一碰到烫东西立即缩回，蛾子飞到眼前马上眨闭眼。这种反射由大脑皮层下的较低级中枢就可完成；另一类是在生活过程中逐渐形成的后天性反射，叫做条件反射。例如"望梅止渴""谈虎色变"都属于条件反射。它是在非条件反射的基础上，在大脑皮层参与下形成的。参与反射活动的神经结构叫做反射弧，它包括接受刺激的感受器、传入神经纤维、神经中枢、传出神经纤维和发生反应的效应器5个部分。

脊髓，大脑的"传令官"

如果我们把整个脊柱的椎管打开，可以看到一条有像"蜈蚣"样的条状物，那长长的"蜈蚣"名叫脊髓；从"蜈蚣"身体两边伸出去的31对"脚"，则是从脊髓出来的神经。这些神经通过椎间孔后逐步分支，通向全身各处。

不过，这条"蜈蚣"是白色的。脊髓和脑一样也有灰质和白质。灰质在里面，白质在外面。我们吃猪脊梁骨的时候，就可以看到这白色的脊髓。

新生儿的脊髓长约14~16厘米，重约3~4克；10岁时长约28~32厘米，重约26克；到了成年，则长约43~45厘米，重约30克。脊髓的粗细并不一致，在上段的颈部和下段的腰部，显得膨大些。

脊髓与脑一样属于中枢神经系统。12对脑神经主要支配头面器官的感觉和运动；31对脊神经主要支配颈以下身体和四肢的感觉及运动。当然，脑是司令部，躯体或内脏的信息由神经传到脊髓后，脊髓还得把这些信息报告大脑。例如，冷了，热了，痛了，接触到什么了，就由脊髓"中转"通报大脑，再由大脑决定下一步怎么办。脑对四肢和周围器官的命令，也要通过脊髓这座"桥梁"让神经传下去。我们不论提笔写字，还是跳高、赛跑，都由脑下达命令，经由脊髓传达给肌肉执行。但在某些情况下，脊髓也能自己思考和处理紧急问题。例如你的手指碰到了滚烫的玻璃杯，脊髓感到"不好"，马上就命令手指缩回来；天气太热了，它也会自动地命令多出汗，以便散热——这些，叫无条件反射。脑的事情太多，无条件反射并不需要脑来处理，通常只要交给脊髓就行了。

脊髓虽然被脊柱严密保护着，但仍会受到伤害。如受了严重外伤，它的"桥梁"作用就可能完全消失：外界的刺激无法上传，大脑的命令不能下达，肢体无法活动，甚至小便都无法控制了。这样的病人，医学上叫截瘫。

脊髓也会受到细菌、病毒的侵犯而生病。有种病叫脊髓灰质炎，危害就更严重，小儿常受其害。得病后常造成下肢麻痹，这就是通常所说的小儿麻痹症。此病十分古老，在古埃及法老陵墓的壁画中，就画有这样的病人。成人有时也会得这种病，美国总统罗斯福就是中年后得此病的，所以他视察工作，参加会议，发表演说，总离不开轮椅。现在，我国和世界各国都在积极预防此病，而且取得了良好效果。

● 趣味阅读

中指为什么最长

灵长类动物需要强大的握力，以适应抓握食物和悬吊在树上的生存需要。在人类的进化历程中，直到约600万年前我们的祖先仍有与其他灵长类动物相同的生存技能需求。专家指出，中指的长度是手掌进化史的一方面证据，证明人与类人猿具有亲缘关系。对于包括人类在内的许多灵长类动物而言，中指不仅是最长的一根手指，同时也是手的功能轴。专家对此解释道，手部的肌肉群包括内层肌肉群和外层肌肉群，都是围绕以中指为轴心的功能轴分布的。由于中指指骨是整个手掌骨骼中最强健、也是最长的，所以中指处在能最大限度发挥手的力量的位置。事实上，如果中指太过细弱的话，整个手部的力量将会大打折扣。

人体为什么能够恒温

人的体温稳定在36.5～37.5摄氏度不是偶然的，这对维持生命活动的正常进行极为重要。体温降到35摄氏度时，体内化学反应变慢；当降到30摄氏度时，大脑功能受到影响；降到22摄氏度时，心脏就会停止跳动。体温升到41摄氏度，又会出现说胡话、昏迷等现象；如果升到43摄氏度以上，就可能引发死亡。

体温来源于人体内各种营养物质和呼吸得来的氧气在细胞内"燃烧"放出的热量，小部分用于生命活动，大部分用于维持体温。为什么不论是在炎夏还是寒冬，体温总是在37摄氏度左右呢？这是因为人体内有一整套复杂的产热、散热系统和微妙灵敏的体温调节系统。

人体的产热系统与冬天的取暖设备相似。人吃饭所得到的营养和煤一样，是一些含碳的物质，而呼吸就像锅炉的鼓风机，给人体送进氧气，使营养物质在细胞中"燃烧"，像千千万万个小锅炉。

人体内产热最多的是骨骼肌和肝脏，其次是心脏和脑等器官。人体一天产热约2 500~3 000千卡，这个热量足可以把20千克冷水烧开。其中75%是由肌肉产生的，运动时甚至可达90%以上。人感到冷时禁不住打寒颤，这就是通过肌肉收缩来增加产热，寒颤能使产热量成倍的增加。

人体的散热主要通过皮肤完成。散热方式有4种。第一是辐射：当外界温度比体温低时，人体主要通过辐射散热，30摄氏度时约占总散热量60%。外界温度越低，辐射散热所占比例越大。第二是传导：外界物体的温度越低，传热性就越强，所以夏天要睡凉席。与身体接触面积越大，传导散热就越多，比如游泳。一般情况下，传导散热约占3%。第三是对流：夏天扇扇子凉快，就因为空气流动加大了对流散热量。第四是蒸发：主要是出汗形成的散热。当外界温度高于体温，或产热过多，上面3种方式散热不能使体温稳定在37摄氏度左右时，蒸发就成为人体主要的散热方式。

炎夏时一个人每天要出5 000~6 000克汗，运动员剧烈运动时甚至1小时可以出汗10多千克。人体有一套产热和散热的自动调控装置，使体温稳定。皮肤和内脏分布着许多温度的"侦察兵"——温度感受器，下丘脑有一个指挥灵敏的"司令部"——体温调节中枢。当感到冷或热时，这个信号就由神经系统传入大脑，在大脑皮层的统一指挥下及时进行调节。人体的这种调节能力是有限度的，所以夏天要防止中暑，冬天要注意保暖。

● 趣味阅读

人类皮肤有四种颜色

不受紫外线照射和体内色素影响的皮肤都是无色的，呈现出乳白色。但是人体不同部分的皮肤会有相应的变化，接近血管的皮肤呈现红色，体内分泌的黄色素会使皮肤呈现出浅黄色，由于受紫外线照射，部分皮肤表现出黑色素。在这4种皮肤颜色的不同混合比例下，形成了全球不同肤色的人种。

睡眠是脑部"修补"细胞所为

在人的一生中，约1/3的时间是在睡眠中度过的，由此可见睡眠对每一个人是多么重要。从某种意义上说，睡眠的质量决定着生活的质量。可是一个人为什么要睡眠？这个问题一直是科学家想要彻底解决的问题。最近，科学家们针对睡眠的原因提出了几种说法，从养精蓄锐的浅显理论到涉及记忆处理的复杂理论，对人类的睡眠进行了全面的探讨。

科学家们发现，睡眠可以分成两种完全不同的状态：一种叫做快波睡眠，也有人把这种睡眠状态称快速眼动睡眠。顾名思义，就是睡眠时眼球转动得很快，大脑也非常活跃，人做梦都是出现在这个时期。另一种状态是叫做慢波睡眠，它是第一种状态的深化，睡眠人进入了更深的无意识状态。科学家发现，快波睡眠和慢波睡眠的作用是不一样的，两种状态也在睡眠过程中交替出现。

科学家比较一致的看法是，睡眠是让大脑和小脑休息。动物需要睡觉，而没有大脑的植物则不睡觉；人体的有些器官，比如肝脏，是不休息的。这表明睡眠是整个脑部特有的现象，至少慢波睡眠可以使脑部修补自由基所造成的损害。自由基是新陈代谢的副产物，可损伤人体细胞。其他器官可以通过放弃和替换受损细胞来修补这种损害，但脑无法这样做，只能让人进入睡眠状态，尤其是慢波睡眠状态，人体组织才能利用这段难得的"闲暇时间"进行"抢修"作业。那么快波睡眠又有什么作用呢？有些研究者提出，这是脑部在进入慢波睡眠之前所做的"准备动作"和"整理动作"，是对慢波睡眠的补充。可是也有研究者不同意这种看法，认为快波睡眠可能与早期脑部发育有关，但持这种观点的科学家还没有找到令人信服的证据。

我们的作息都是受生物钟控制。这个周期一般是24小时。但是这也因人而异。作息周期短的人属于"云雀型"，他们都有早睡早起的习惯；而另一种被称为"夜猫子型"，这类人晚上异常活跃，早上则很晚才起床。

科学家们发现，每个人需要睡眠的时间长短依赖于多种因素，包括年龄。对大部分成年人来说，每晚7~8个小时是最佳的睡眠时间，当然，有些人可能睡的时间少一些，每晚只需5个小时，而另有一些人则可能长一些，每天多达 10 个小时。如果一个人在前几天缺觉的话，那么他需要的睡眠时间也会增加。

睡眠太少就会造成"睡眠债务"，就跟透支存款一样，最终，你的身体将要求这个债务一定要偿还。我们似乎不能适应睡眠时间比需要的时间要少，即使我们可能习惯了减少睡眠的日常工作安排，但我们的判断力、反应能力以及其它功能仍会被削弱。

人们变老后，尽管他们所需的睡眠时间与青壮年时所需的睡眠时间一样多，但他们的睡眠会更"浅"，而且时间跨度也更小。也就是说，每一觉的时间少了。差不多有一半的 65 岁以上的老人经常面临睡眠问题，比如失眠等，而许多年纪大的人的慢波睡眠阶段经常变得非常短，或者完全没有，这种变化对老年人来说是正常的，或者是因为老年人普遍存在着的健康问题引起的，或者由于对这些健康问题进行治疗而引起的。

"生物钟"伴随你每一刻

能够在生命体内控制时间、空间发生与发展的质和量叫生物钟。生物钟有 4 点功能：提示时间、提示事件、维持状态和禁止功能。

提示时间：是指在一定的时间必须做某事，到了这个时间，你就自动会想起这件事来，比如你想明天早上 6 点起床，到时就会自动起来。现实生活中有大部分事物都是时间提示起作用的，比如几点上班、某时会见某人、赶某趟车等。

提示事件：是指当你遇到某事时，生物钟可以自动提示另外一个事件的出现。比如有人拜托你将一件东西给甲，当你遇到甲时，生物钟这一功能就会自动起作用，使你马上想到这个托付的东西来。用得最多的是看到某事时，在你的大脑里所依次产生的那些"忆块"（回忆的一种），比如看到熊猫，你就会想到它是中国的国宝、它喜欢吃竹子、它是中国作为友好象征出使国外的使者等"忆块"。再比如当你看到一道难题时，你就会调动很多"忆块"，在一些规则的组合下去求解它，这一连串的事情必须启动你过去很多年时间里所学到的知识，这些知识不会平白无故地出现在你的大脑，它们必须在生物钟的作用下方可依次出现。

维持状态：是指人们在做某一事时，能够使人一直做下去的力量。比如上 8 个小时的班，就是生物钟这一功能的结果；又比如人的眼睛观看某一事时，能够聚精会神地看，也是它的结果；当注意力从视觉转向听觉时，也是生物钟作用的结果，那是提示事件功能在起作用；但是，你要听完一堂课，就必须用生物钟的功能才能听完，否则你就会瞌睡不已，甚至逃课。这种维持可以是连续的也可以是断续的维持，比如你和爱人的家庭的维系就是断续的，因为你不能长期呆在家里无所事事，必须去工作，去谋取。

禁止功能：是指机体某个功能或行为可以被生物钟终止。比如说看到一个恐怖的事件（如地震），你无论在做什么，都有可能产生逃跑，这种逃跑就是对前面所做事物的终止。再比如说你在专心致志地上网，结果遭到父亲的呵斥，你对上网的终止就是生物钟的功能在起作用。如果没有这种作用，一个人就会出现永不停顿的做事，比如睡觉，如果没有这种终止，这个人就会长期睡下去，成为植物人。植物人发生的原因可能与此功能的失控有关。

相对这4点功能，在人的大脑里有对应的4个中枢：时间中枢、空间中枢、功能中枢和终止中枢。

● 趣味阅读

面部表情从哪里开始

人的喜怒哀乐，是通过脸部不同的肌肉活动来表达的。可谁曾注意过左右脸的变化并不对称，表情先是由左脸开始，人的脸部在表达情绪时，左边要比右边变化得强烈。美国有位心理学家曾找了68个不同性格的人，进行了一系列实验，让他们表达6种基本情绪：喜、怒、哀、忧、惊、怕，结果证实了人面部表情左右不对称。表情变化先由左脸开始，这是由于左脸是由大脑右半球所控制的缘故。大脑右半球通常和外界有着直接的联系，不必通过言语作为媒介（言语是由左半球控制的），因而左脸的表情要比右脸来得快来得强烈。

痒感是人脑神经分子过多

前些年，一个对痒进行研究的科学家曾这样描述这种奇妙的感觉：痒是人体某部分失常状态的反应。很显然，同疼痛一样，痒也会吸引人们注意：自己身体的某一部分出了问题。为什么我们会产生痒的感觉？怎样才能消除这种感觉？这些问题引起科学界的注意。

对于那些偶尔受到蚊虫叮咬而产生瘙痒感觉的人来说，对痒的研究似乎显得可有可无。然而对于被一些不明的神经化学物质引起的持续的痒感，痒成了对人体的折磨，灼伤了他们的皮肤，破坏了他们的睡眠甚至有时把他们逼到自杀的边缘。而科学家对痒的正确理解将会成为他们解除痛苦的福音。

痒是一种连接皮肤、神经细胞和大脑的感觉，这种感觉在人体的神经高速公路上飞速传递着。它是一种循环，当产生痒的感觉，人们会不由自主地去抓，然而抓又会进一步刺激产生痒的感觉，这样就会形成恶性循环，使人类的皮肤造成损伤。科学家们发现，要想真正克服痒，就要找到皮肤背后的痒感的诸多传递过程。蚊子叮咬而产生的痒感是目前科学家最有把握解释的，但即便如此仍有很多人们未知的东西。

当蚊子把它的唾液注射进人类的皮肤内，人体对抗蚊子唾液的抗体迅速发生反应，使皮肤细胞放出被称为痒中介的组胺（当人类发生药物或食物过敏、皮肤被紫外线过度照射后，皮肤细胞也会释放出组胺，从而同样会产生痒感）。组胺导致皮肤的神经细胞发出警报，警报通过神经中枢传到大脑。目前科学家的了解也就到此为止，至于信号传到大脑后又发生了什么，以及信号传递的准确路径都充满着疑问。

前不久，科学家在实验中注射微量的组胺到参加测试者的皮下组织中，让他们产生被蚊子叮咬的感觉。同时，科学家通过 X 射线来扫描实验者的脑部，这样通过发现脑部活跃的区域来判断大脑发出痒的感觉的部位。当实验者皮肤开始发痒时，科学家看到他们的大脑负责感觉、计划行动和大脑负责形成基本的疼痛和快感的部分开始持续活跃。这个实验结果说明，大脑中并不存在专门的"痒中枢"，痒更像是一个多维神经网，它在感觉、行动和更深层的感情中枢的合作下发生。

如果说痒充满着谜团，那么抓痒就更加令人不解。简单来说，抓痒是一种放松，它由脊髓控制，不需要大脑发出指令。科学家在动物实验中发现，即使动物的脊髓同大脑的连接被切断，动物仍然能够做出抓痒的动作。但是，大脑也并非全无作用，抓痒仍然需要大脑提供"策略"——抓的强度和方式，这需要大脑作出分析。目前，科学家对痒感觉的路径和抓痒放松感觉的路径是如何相互协调的还不清楚，就连为什么抓挠减轻了痒的感觉也没有确定的答案。

目前普遍的理论是，抓痒提供了一种反干扰：抓痒制造的轻微疼痛作为一种感觉传递到大脑中，分散了大脑对痒的注意力。当大脑专注于抓带来的不舒服时，就会最终忘记痒的存在。这个理论不能解释的是，有时抓痒反而会使痒的感觉进一步增强。一些科学家认为，当抓痒损伤了皮肤表层后，增加了皮肤被不明分子入侵的机会，这样痒感又会产生，而且可能更加强烈。

同时，痛和痒之间的关系仍然十分复杂。一些功效强大的止痛药，例如吗啡，会促使人体产生强烈的痒感，特别是这些药被注射到大脑或骨髓中时，痒感更加明显。科学家对这种现象的解释是：疼痛感本来足以压制身体痒的感觉，然而当疼痛感被吗啡等止痛药物压制时，痒的感觉便凸显出来了。关于这种解释的一个证据是，在人类大脑中也有类似吗啡的分子，它在大脑中的作用是产生痒的感觉。尽管医学界对痒和痛的关系还没有彻底的认识，但他们已经开始利用它们互斥的关系来进行临床治疗了。只有部分痒感能够被一些抗组胺的药物抑制，因为只有部分的痒感是由蚊子叮咬和皮肤过敏进而导致皮肤释放组胺引发的。更多的痒感是由皮肤干燥、湿疹、真菌感染和皮肤寄生虫引起的，这些都不会导致组胺的释放，因此抗组胺药物对这些瘙痒都无法发生作用。

相反，这些痒感有时会对一些抗生素药膏、润肤膏作出反应。此外，痒感还同一些疾病有着密切联系：它在患有某种肝病和肾病的人身上经常出现。对于这类瘙痒，不仅抗组胺药物不起作用，抗生素药膏和润肤膏也丝毫不能减轻痒感。研究发现，这种疾病产生的痒感有时可以被一些同吗啡产生相反作用的药物克服。这些药物能够阻止神经细胞接受和传递痒感，常常被用于服药过量。通过这个发现，科学家们认为，一些人大脑内接收痒感的神经分子过多可能是产生瘙痒症的重要原因。

循环系统

心脏是血液循环的"泵站"

心脏是血液循环的动力器官，在血液循环中起着"泵"的作用（有"心泵"或"血泵"之称）。它一方面把全身"用过"的血液"抽"回心脏，另一方面又不断把血液从主动脉"泵"出去，供给全身各部位和器官新陈代谢及功能的需要。心脏如同本人的拳头大小，通过间隔使心脏分为左右两半，每一半再进一步的分为回收血液的部分称为心房，喷血的部份称为心室，所以心脏共有左右心室和左右心房共4个腔。

在心室出入口处都有瓣膜。左心室的入口处有二尖瓣，出口处有主动脉瓣，右室的入口处有三尖瓣，出口处有肺动脉瓣。瓣膜的作用就是使血液只能向固定的方向流动，防止血液的倒流。

从全身组织收集的含氧低、营养低、二氧化碳高、代谢产物高的暗红色静脉血回流右心房，经三尖瓣口进入右心室，从右心室经肺动脉瓣口送入肺循环，在毛细血管壁与肺泡壁间吸收氧气和排出二氧化碳成为鲜红色的动脉血，进入左心房。在左心房经过二尖瓣口到左心室,再经主动脉瓣进入全身组织细胞。

这些血液中的一部分经过小肠壁吸收营养，另外一部分经过肾脏使代谢产物随尿液排泄体外。再者通过肝脏将有毒物中和，在肝脏合成蛋白质等营养物经腔静脉回流心脏。正常人在安静状态下，心脏每分钟收缩 60～80 次，非常有规律。每次收缩主动脉的压力升高，并传到末梢血管。所以当我们触摸手腕挠尺侧时，可感到动脉的波动，通常以挠侧为明显，通过触摸动脉的波动，可了解心脏收缩的次数是规则还是不规则，从而观察心脏和血管的功能状况。

身体活动时，组织需要更多的氧气，所以血液就必须供给组织所需的氧气。此时健康的心脏收缩次数增多，另外每次射血量增多，较平静时增加 10 倍的功率。当心脏患病时，为了送出足量的血液，心脏代偿性增大，以保证血液的送出。这究竟是怎么一回事呢？通过下面的例子就很容易理解。当我们将橡皮筋拉开时，因为其具有弹力而收缩，在某个限度内拉得越长其收缩力也越大。然而当橡皮筋有损伤时，尽管尽力牵拉其弹力也不比正常的强，如果更严重时，无论怎样拉也没有弹力，甚至断开。

当心脏患病时，为了勉强达到射血的目的，心肌纤维通过伸长达到增强收缩力，导致出现心腔扩大，通常称为心脏扩张。另外为了排除高血压等病的高外周阻力，而出现心肌肥厚，使心脏增大，通称为心脏肥厚。高血压的病人常引起心脏肥厚。心脏肥厚的病人，在数年甚至在数十年内仍能耐受日常生活。但如同旧的橡皮筋一样，弹力是有一定限度的，心脏疾病进一步发展，代偿性肥大或扩张也将受到限制，当心脏难以耐受过度劳损时出现代偿，血液就不能正常射出，从而导致心衰的发生。

● 趣味阅读

心脏具有智能

心脏是一个具有"智能"的器官，能够制造出一种称为ANF的荷尔蒙，而心脏就是借着此种荷尔蒙，将一些信息传递到体内其他的器官上去，甚至可以与脑沟通。例如，一个人如果摄入过多的盐分的话，体内的血流量就会增加，对心脏是一种负荷。当心脏感到心室内血流量过多，便会立刻产生ANF荷尔蒙，由它把信息传到肾脏，让肾脏加速排尿功能，将水和盐分快速排出体外，使血流量下降。同时，ANF荷尔蒙也被传送到肾上腺上去，令它们停止分泌，因为肾上腺所分泌的荷尔蒙，具有将盐分积留在体内的功能。

血液循环是人体奔腾的"内河"

血液在人体内始终沿着一定的管道，按照一定的方向流动，这一套管道由心脏和血管组成，叫做血液循环系统。它是维持和协调人体生命活动的"内河航运网"。

食物中的养分主要是在小肠内吸收的，氧气是由肺部吸进的。人体通过血液循环把养料和氧气送往全身，同时把身体各组织器官活动过程中产生的二氧化碳和废物运到肺、肾和皮肤，排出体外。

整个血液循环可以分成三部分。左心室里含有大量氧气的血液，经过主动脉、中动脉、小动脉流到全身的毛细血管中，把养料和氧气交给各组织。收回废物和二氧化碳后，又经过小静脉、中静脉和大静脉返回右心房和右心室。这种循环要经过全身，所以叫做"体循环"。因为通过的范围很大，又叫"大循环"。返回右心室的充满二氧化碳的血液从这里出发，经过肺动脉在肺部的毛细血管放出二氧化碳，吸收新鲜氧气，然后又通过肺静脉返回左心房和左心室。这种循环叫做"肺循环"，也叫"小循环"。血液在大循环里流一圈只要20~25秒钟时间，在小循环里流一圈只要4~5秒钟。血液在毛细血管里的流动循环叫做"微循环"。因为毛细血管是完成运输任务的"目的地",所以又叫"末梢循环"。

人体中的毛细血管有 1 000 ~ 1 600 亿根。这些毛细血管可以保证身体中的细胞生活在一个既不旱又不涝、既不太酸又不太碱,而且具有适当的营养的环境中,对于健康有重要的作用。血液循环不仅运送养分、氧气、二氧化碳和废物,而且还能把各种激素运送到全身各处。激素是一些信号分子,各种细胞从血液中接到不同的信号,就知道了它们现在该干什么和怎样干,这样整个身体的活动才能配合得很好。

血液,人体中的"液体黄金"

血液是人体最宝贵的液体,如果在短期内失去血液达总量的30%,生命就有危险。

血液包括血细胞和血浆 2 个部分。如果把血液放在离心机中分离,血液就会分成3层。上层是黄色半透明液体,叫血浆,约占55%;沉在下面的是深红色的红细胞,约占40% ~ 45%;中间有一层薄薄的白色物质,是白细胞和血小板。红细胞、白细胞和血小板统称为血液的有形成分,分别担负运输氧气和二氧化碳,抗御外来异物和凝固血液等任务。

血浆中约90% ~ 92%是水,8% ~ 10%是溶解在血浆中的化学物质,包括蛋白质、脂肪、葡萄糖和钙、磷、钠、钾等无机盐及维生素、激素、酶等。

各种血细胞都有一定的寿命。新的血细胞不断由造血器官制造出来代替衰老的细胞,使血细胞始终保持一定的数量,发挥正常的生理功能。大约占体重7% ~ 8%的血液,一刻不停地流动着,每20秒钟就可循环全身一圈,在生命活动中起着极为重要的作用。血液是人体内的"运输大军",把氧气和营养送给每个细胞,又把细胞所产生的二氧化碳和废物及时运走,就是生病时吃的药、打的针也是靠血液的传送才能发挥作用的。

血液又是人体内的"通信兵",能把内分泌腺释放的各种激素等"信号"物质及时送往有关组织,调节机体的活动。血液还是人体内的"环境维护队",它通过多种方式来维持细胞生活环境的相对稳定。如通过热的传递来调节体温,通过缓冲作用来平衡酸碱。同时,血液还有抵抗外来"入侵者"，保护人体健康的高超本领。

无论是血细胞的数量和质量，还是血浆中化学物质的多少，都表达了体内新陈代谢的情况。所以，一滴血就成了医生观察人体内情况的"窗口"，不仅可以用来诊断疾病，还可以通过测定血中药物的含量来指导用药治疗。现在和血液有关的检查已经有五六百项之多。

血液在人体生命活动中主要具有4个方面的功能：

第一，运输。运输是血液的基本功能，自肺吸入的氧气以及由消化道吸收的营养物质，都依靠血液运输才能到达全身各组织。同时组织代谢产生的二氧化碳与其他废物也依靠血液运到肺、肾等处排泄，从而保证身体正常代谢的进行。血液的运输功能主要靠红细胞来完成。贫血时，红细胞的数量减少或质量下降，从而不同程度地影响了血液这一运输功能，出现一系列的病理变化。

第二，参与体液调节。激素分泌直接进入血液，依靠血液输送到达相应的靶器官，使其发挥一定的生理作用。可见，血液是体液性调节的联系媒介。此外，如酶、维生素等物质也是依靠血液传递才能发挥对代谢的调节作用。

第三，保持内环境的稳定。由于血液不断地循环及其与各部分体液之间广泛沟通，故对体内水和电解质的平衡、酸碱度平衡以及体温的恒定等都起决定性的作用。

第四，防御功能。机体具有防御或消除伤害性刺激的能力，涉及多方面，血液体现其中免疫和止血等功能。例如，血液中的白细胞有的则能吞噬并分解外来的微生物和体内衰老、死亡的组织细胞，有的则为免疫细胞，血浆中的抗体如抗毒素、溶菌素等均能防御或消灭入侵机体的细菌和毒素。上述防御功能还指血液的免疫防御功能，主要靠白细胞实现。此外，血液凝固对血管损伤起防御作用。

血液为什么是红色的

血液在人体中昼夜不息地流动着，正是由于血液的流动，人才能够活着。但是，血为什么会是红色的呢？要回答这个问题，只有深入到人体的血液细胞中去才会找到答案。

到底是什么成分构成了血的颜色呢？如果我们把从人体中采出的血

液加入抗凝剂后，用离心分离器可以很容易地将血液分离成红色的固体成分和黄褐色的液体成分（称为血浆）。显然，红色成分存在于固体成分之中。当我们把这种固体成分放在显微镜下来观察时，可以发现它由3种不同的细胞混合在一起。它们分别被称为红细胞、白细胞和血小板。我们还可以根据这些血细胞成分比重之间的差异，采用精密离心分离法做进一步的分离，这时就可以看出红色成分存在于红细胞中，也就是我们所说的血红细胞。

如果在沉降下来的红细胞中加入蒸馏水，则由于被红细胞膜隔开的细胞内外渗透压等，而使水分渗入细胞血球内部。随着细胞内部压力增大，最后导致膜的破裂，这时细胞内的物质就溶出到外液中（称溶血现象）。再把这种液体用离心分离器分离处理，就得到红色透明的上清液（称溶血液）和极少量的沉淀物。沉淀物是红细胞膜的残骸，由于把它用食盐水洗涤时颜色变浅，因此所提到的红色成分的问题，最后归结为溶血液中溶解的是什么物质的问题。

将溶血液再用半透膜进行透析时，红色成分并不渗向外液。由此可知红色成分是一种高分子物质。使用盐析法、色谱法等分离方法分离溶血液中的离分子物质时，得到的主要是红色的蛋白质，另外还得到微量与红细胞代谢有关的酶等。红色的蛋白质称为血红蛋白（以下用 Hb 表示），它就是我们所要寻找的血液中的红色成分。在细胞中，Hb 存在的浓度高达35％，而就血液整体而言，它约占15％的浓度。

众所周知，Hb 在体内除担负着输送氧气的作用之外，对于二氧化碳气的输送也扮演着重要角色。氧合血红蛋白为红色，脱氧血红蛋白为紫红色，动脉血和静脉血的颜色就是这种颜色的反映。由这种 Hb 的颜色所染成的红色血液，在所有脊椎动物体内不断地循环着。Hb 是由叫做珠蛋白的蛋白质和叫做血红素的低分子铁络化合物所形成的复合物，氧与中心铁原子相结合，这种血红素是血液颜色的来源。

但是，人的血液也并不总限于红色，几千人中常会找到一个具有异常血红蛋白的人。这种异常血红蛋白是在发生突然变异后，使得珠蛋白分子中的某一氨基酸被其它种类的氨基酸所替代。M 型异常血红蛋白中虽然也存在有血红素和铁的结合，但是在这种结合的附近，如果出现了某个被替代了的氨基酸，那么这种血红蛋白不仅不能和氧结合，而且颜色也会发生改变，使这种 Hb 成为咖啡色，含有这种血红蛋白的血液就成为暗红色。含这种血液的人，无论是唇、面颊、耳垂、指甲和口腔等均呈紫色，所以叫做黑血症。

最后，我们再来举一个血液不一定是红色的例子。软体动物和节肢动物的血液是蓝色的（也有例外），就是因为这类动物的血淋巴中溶解有叫做血蓝蛋白的蓝色钢蛋白质，它也起着氧的运输作用，并且也决定了这类动物血液的颜色。

人的造血机能有多强

人们不禁要问：难道人体是一个"源源不断、取之不竭"的血库吗？

回答这个问题需要从血液的组成和造血功能谈起。血液由血细胞（红细胞、白细胞、血小板）和血浆（水分、各种蛋白质、无机盐等）组成，所有成分都具有旺盛的新陈代谢能力。造血系统——骨髓是人体的"造血工厂"，身体每时每刻都有血细胞在衰老、死亡，同时也有相应数量的血细胞（每天约40毫升）在"造血工厂"新生、成熟，维持人体正常的生理机能。大约每4个月血液中的红细胞将全部更新一次。

正常人体的血容量约占体重的80%左右，假设一个人的体重为50千克，那么他约有4 000毫升血液。平时，在血管内流动的血液只占人体血液总量的65%～75%，其余的血液则贮存在肝、脾等器官备而不用，成为人体的"小血库"。当剧烈运动或失血时，"小血库"便立即释放血液以应付"一时之需"。

体重50千克的人每次献血200毫升，仅占血液总量的5%，献血后人体通过上面所讲的自我调节能力和新陈代谢过程，会出现一系列生理应激反应，继续维持人体正常的生理功能。此时，"小血库"的血液补充到血管内，血管外的组织液也渗入血管内补充血浆中的水分和无机盐，1～2小时内就可恢复人体原有的血容量。至于其中丢失的蛋白质由肝脏加速合成，于一天内恢复。"造血工厂"——骨髓受到刺激，造血功能反而更加旺盛，加速血细胞生成，约4周左右即可补充丢失的红细胞（白细胞、血小板恢复更快）。此外，献血后人体通过外周血管阻力的变化，调节献血后心脏的输出血量，维持血压稳定和血循环，以维持血液供氧功能的需要。因此，一次献血200～400毫升无损健康。

有些人认为献血能"治病"，如认为献血可以改善自身的高血压和高血脂等，事实上，这种想法是错误的。因为血压的高低不是由血量决定，而是取决于心脏的输出量及血管的阻力，至于血液中的胆固醇就算排出小部分，也会很快合成。

血压是血液流动时形成的压力

血压是血液在血管内流动时对血管壁的侧压力。血压分收缩压和舒张压。当心室收缩向动脉射血时，血压升高，其最高值为收缩压。心室舒张时，血压降低，其最低值为舒张压。自来水输送到高层楼房需要加压，血管输送血液也需要有一定的压力。血压主要是由心室收缩和周围动脉的阻力形成的。

心脏像一只日夜不停的"水泵"，强有力的心肌总是在有规则地进行收缩、舒张运动。当它用力收缩时，血流就从心室里冲入动脉血管，使动脉血管向外膨胀，血液在管内流动。这时的血压最高，医学上称为收缩压，一般叫作高压。心脏舒张时，血管回缩，血液继续向前流动，这时血管内的血液对管壁仍有一定的压力，但是逐渐降低的，称为舒张压，一般叫低压。医生记录血压时常把它写成分数形式：收缩压／舒张压。

正常成年人的动脉血压，一般维持在收缩压 $13.32 \sim 18.65kPa$ （$100 \sim 140$ 毫米汞柱），舒张压 $8 \sim 11.32Pka$（$60 \sim 85$ 毫米汞柱）。收缩压超过140毫米汞柱，舒张压超过90毫米汞柱，一般称为高血压。若收缩压低于80毫米汞柱，舒张压低于40毫米汞柱，则称低血压。儿童在10岁时约为110/70毫米汞柱，10岁以上约为120/80毫米汞柱，接近成人。

在青春发育期，有的人可能会出现暂时性血压偏高现象。血压太高、太低都不利于身体健康。太高会使心脏射血时遇到阻力过大，加重心脏工作负担，还会造成血管壁的损伤，甚至破裂；太低会使血液不能顺利地通过各组织内的血管，脑子、组织、器官缺血，得不到充足的营养和氧气，人就要头晕，严重时甚至会发生昏迷等。

● 趣味阅读

头发的颜色为什么不同

世界各地人的头发颜色各异，这是由人的头发中的金属元素不同而决定的。头发是黑色的，就证明头发中的铁和铜一样多；含钛多，头发就是金黄色的；含钼多，头发就是红褐色的；含铜、铁和和钴都多的，头发就是棕红色的。

血管，人体中纵横交错的"管道"

血管是指血液流过的一系列管道。人体除角膜、毛发、指（趾）甲、牙质及上皮等处外，血管遍布全身。人体内的血管如同地球上纵横交错的河流，分布在我们身体内的每个角落，它和心脏一起组成了人体内连续的封闭式的输送管道，这样管道在体内四通八达，可将血液输送到全身。血管包括动脉、静脉及毛细血管3种。

在身体皮肤表面能触摸到跳动的血管，这就是动脉。它用来将血液中的营养物质，如氧气、糖、维生素、氨基酸、无机盐等输送到身体的各种组织，使各种组织细胞生长、繁殖，维持人的生理活动。

在人体表面和四肢上见到的呈青紫色、不能跳动的血管就是静脉。它的作用正好相反，是把各组织细胞代谢排出的废物，如二氧化碳、尿素等带走，将二氧化碳送到肺中排出体外，将尿素等送到肾脏排出体外。

而毛细血管比头发丝还细得多，肉眼看不见，直径只有 5~20 微米。毛细血管中只能通过单个的单细胞。毛细血管就像灌溉渠道一样，把血液送到人体各个部位。

血液通过心脏的泵出、泵入在血管内反复循环，周而复始，永不停止。皮肤是人体表面积最大的器官，而血管系统则是人体内最庞大的系统。血管总长约为10万公里（假如连接起来可以绕地球两圈），表面积超过0.5公顷——以上两个数据适用于一个普通成年人。血管系统长度的主要部分是来源于"毛细血管网"。虽然每根毛细血管的长度都很短，但人体内有着成千上万根毛细血管，因此积少成多，其总长度就非常可观了。

● 趣味阅读

"纤毛"的作用

人体内有许多毛状细胞组织，它们被称为"纤毛"，其功能很特殊，长在耳内，它们有助于听力；长在在鼻子内，则帮助鼻腔内的黏液排放流入咽喉中。在天气寒冷时，纤毛对鼻腔黏液的排放功能会停止，所以导致鼻涕从鼻孔流出来。

血小板是血液的"凝固剂"

血小板参与止血和凝血，是血液中最小的有形成分。骨髓巨核细胞成熟后，细胞质就形成许多带状物，一小块、一小块地脱落下来。一个巨核细胞大约产生2 000～4 000块碎片，这些脱落的小碎片就是血小板。血小板在体内平均寿命为7天左右，多数血小板被肝、脾和骨髓的巨噬细胞吞噬破坏。

血小板无色，不规则，没有细胞核和完整的细胞结构。科学家认为，血小板有自己独立的新陈代谢，也可以算作一种活细胞。血小板在血流中多数成为扁圆或椭圆形。但当我们把血液涂玻璃片上，放在显微镜下观察时，常发现血小板有伪足伸出，像个星状物。

血小板喜欢成群存在。当身体某处受伤出血时，血小板马上奔赴现场，几秒种内就成群地聚集粘着在伤口和附近血管上，形成血小板血栓，像小塞子一样堵住伤口，使出血停止。同时它还放出5-羟色胺、肾上腺素等化学物质，使血管收缩变细，血流减慢，有利止血。如果这样仍不能止住出血，血小板还会放出与凝血有关的物质，加速血液凝固成块。血小板还依靠自身内收缩蛋白的作用，把血凝块变得又紧密又结实，牢固地堵住伤口。这个止血过程，一般只要3、4分钟就能完成。

在平时，血小板插入血管内皮细胞之间，起营养和支持血管壁的作用，防止血管壁过脆，并保证血管壁的正常通透性。健康人每1 000毫升血液中有100～300个血小板。饭后、运动后或大量出血后，血小板数目都会增高；女性在月经开始前血小板数目会明显减少。

血小板过少的人出血不容易止住，甚至会无缘无故地自发出血。所以手术之前，医生要先检查病人的血小板数和出凝血时间。血小板过多也不好，会造成血液过"黏"，易形成血栓。

● 趣味阅读

记忆的形成

记忆是建立在条件反射的基础上的，我们对没听过或没见过的事物是不会建立记忆的。大脑接触到外界信息以后，就开始"识记"，然后就在大脑中保持下来，形成记忆。

人类不同的血型

血型是对血液分类的方法，通常是指红细胞的分型，其依据是红细胞表面是否存在某些可遗传的抗原物质。抗原物质可以是蛋白质、糖类、糖蛋白或者糖脂。通常一些抗原来自同一基因的等位基因或密切连锁的几个基因的编码产物，这些抗原就组成一个血型系统。血型系统对输血具有重要意义，以不相容的血型输血可能导致溶血反应的发生，造成溶血性贫血、肾衰竭、休克以至死亡。新生儿溶血症也和血型密切相关。

应用现代检验技术，不用1分钟就可以准确地测定一个人的血型。可是，揭开血型的奥秘却经历了几个世纪，直到20世纪初，才被奥地利病理学家、免疫学家卡尔·兰德斯泰纳发现。他曾从自己和5位同事身上取得血液样本，合成30个样本进行观察研究。卡尔发现有的样本成功混合，有的却发生凝结，于是领悟每个样本的情况并不完全相同。有两人的样本，红血球上有一种称为"Anti-gen"（抗原）的物质，于是卡尔以"A"作标记；另外两人的样本另有一种"抗原"，卡尔依字母顺序，以"B"作标记；只有一人的样本，A抗原和B抗原都没有，但血清中却有2种抗体，卡尔自己的血液也是如此，于是以"O"（表示无抗原）作标记。后来，他发现有一群人的血液，既有A抗原，也有B抗原，卡尔便叫它做AB型。从此，血液便分为A型、B型、AB型和O型。

Rh是恒河猴（Rhesus Macacus）外文名称的头两个字母。卡尔等科学家在1940年做动物实验时，发现恒河猴和多数人体内的红细胞上存在Rh血型的抗原物质，故而命名的。凡是人体血液红细胞上有Rh抗原（又称D抗原）的，称为Rh阳性。这样就使已发现的红细胞A、B、O及AB共4种主要血型的人，又都分别一分为二地被划分为Rh阳性和阴性2种。

随着对Rh血型的不断研究，认为Rh血型系统可能是红细胞血型中最为复杂的一个血型系。根据有关资料介绍，Rh阳性血型在我国汉族及大多数少数民族人中约占99.7%，个别少数民族约为90%。在国外的一些民族中，Rh阳性血型的人约为85%，其中在欧美白种人中，Rh阴性血型人约占15%。在我国，RH阴性血型只占3/1000～4/1000。RH阴性

A型、B型、O型、AB型的比例是3：3：3：1。

RH阴性者不能接受RH阳性者血液，因为RH阳性血液中的抗原将刺激RH阴性人体产生RH抗体。如果再次输入RH阳性血液，即可导致溶血性输血反应。但是，RH阳性者可以接受RH阴性者的血液。

血型的重大发现给人类带来了福音，找到了由于血型不合导致输血死亡的原因。后来，人们发现由于O型红细胞上没有A抗原和B抗原，因而可以代替其他血型给人输用；AB型的人，则可以接受其他血型的血液。"万能输血者"和"万能受血者"的说法便由此而来。

随着医学科学的不断发展，血型的秘密不断被揭示，上述"万能"的说法也不确切不准确了。在以后的医学实践中，人们发现O型血给其他血型的人输用，同样也可以产生输血反应，甚至造成死亡。因此，现代输血都是同型相输，不再用O型血代替了。

医学科学的不断进步，使人们认识到血型远远不止ABO系统，目前已发现20多种血型系统，其中临床意义较大的还有RH血型系统，可见人类血型是相当复杂的。

红细胞的职责是运送氧气

红细胞含有血红素，其具有缓冲的作用。血红素十分活跃，它既能和氧结合，也能和二氧化碳结合，因此，其主要工作为运输氧和二氧化碳。

红细胞的功能是运输氧气、二氧化碳、电解质、葡萄糖以及氨基酸这些人体新陈代谢所必须的物质。此外还在酸碱平衡中起一定的缓冲作用。这两项功能都是通过红细胞中的血红蛋白来实现的。如果红细胞破裂，血红蛋白释放出来，溶解于血浆中，即丧失上述功能。

红细胞通过血红蛋白运送氧气，红细胞的90%由血红蛋白组成。血红蛋白是一种红细胞相关的化合物肌红蛋白，在肌肉细胞中存储氧气。血红蛋白（Hb）由珠蛋白和亚铁血红素结合而成，血液呈现红色就是因为其中含有亚铁血红素的缘故。它可以在肺部或腮部临时与氧气分子结合，该分子中的Fe^{2+}在氧分压高时，与氧结合形成氧合血红蛋白（HbO_2）；在氧分压低时又与氧解离，身体的组织中释放出氧气，成为还原血红蛋白，由此实现运输氧的功能。

血红蛋白也可以运送由机体产生的二氧化碳（不到氧气总量的2%，更多的二氧化碳由血浆解决）。血红蛋白与一氧化碳的亲和力比氧的大210倍，在空气中一氧化碳浓度增高时，血红蛋白与一氧化碳结合，因而丧失运输氧的能力，可危及生命，称为一氧化碳中毒（即煤气中毒）。

每个红细胞含有2亿～20亿个血红素分子，占了红细胞重量的1/3。每个血红素分子由4个次体构成，每个次体包含一个血基质以及一个和血基质连接的多肽。血红素内的多肽称为球蛋白，而每个血基质当中有一个铁原子，此处可以和一个氧分子结合。因此，一个血红素可以和4个氧分子结合。女性血红素的平均浓度为14g/L，男性的血红素平均浓度为16g/L。在体内，不是只有血红素含有铁原子，像细胞色素是另外一种含铁原子的分子。

肺中的氧气张力高，血红素在微血管中与氧结合，形成充氧血红素，充氧血红素在氧气张力较低的组织微血管中释出氧气。而二氧化碳是以碳酸、重碳酸离子以及钾和钠的重碳酸盐的形式进行运输。血红素和氧结合时，血液就变得鲜红变成动脉血，与二氧化碳结合时，血液就变得暗红变成静脉血。

血红素既能和它们很快地结合，而且还能够和它们分开。当红细胞流经肺里的时候，它就跟氧结合在一起并把氧运送到人体全身的各个角落里，让肌肉、骨骼、神经等细胞获得氧气，能够正常地工作。红细胞把氧气送出后就很快地和氧气分离，立刻带走了这些细胞排出的二氧化碳，运回肺部呼出体外。

另外，并非所有的血红素的构造都相同，例如胎儿的血红素比成年人的血红素有着更强的氧亲和力，在任何氧分压下，都有着比母亲血红素高的百分比，因而能从母亲的血液中获取氧，胎儿出生后20个星期，血红素就变为成年人的形式了。

红细胞就是这样忠诚地把氧气运输给人身体组织的各部位，再从各部位运送出代谢产物二氧化碳，所以红细胞是我们人体内不可缺少的"运输队"。

微循环遍布人体的每一个角落

血液在微动脉和微静脉之间微小血管中的循环，叫做微循环，也称毛细血管中的血循环。因为毛细血管是血液循环的目的地，所以又叫"末梢循环"。人体内物质和气体的交换都在这里进行，它对于维持人体内水和无机盐的正常吸收与释放以及酸碱的调节等都有重要的作用。

体内到处布满着毛细血管，全部毛细血管加在一起有两个肝脏那么大，毛细血管很细，只能让一个红细胞通过；而且管壁很薄，只有一层细胞；毛细血管中血液流动的速度只有主动脉中的1/800。这些特点都有利于它与周围组织细胞进行充分的物质和气体交换。

大量的毛细血管在人体内互相连接成网，越是代谢旺盛的组织中，毛细血管网越是丰富、密集，便于满足组织细胞新陈代谢和气体交换的需要。安静时只有20%的毛细血管是开放的，其余80%处于休息状态，血流极少，甚至使血细胞不能流通，只有血浆流过。运动时，肌肉供血大增，大量毛细血管开放，所以运动有利于改善微循环，加速新陈代谢。

微动脉管壁上有一层平滑肌，靠它的收缩和舒张来调节这根微动脉所管区域的微循环的血流量。微动脉再进一步分支成后微动脉，后微动脉分支成毛细血管；血液通过毛细血管再流回到微静脉中，进入较大的静脉。这样，一根微动脉、一根微静脉和两者之间的毛细血管就组成一个完整的微循环单位。微循环的状态与人体健康和疾病密切相关。医生可以借助显微镜等仪器，通过眼结膜、舌和甲皱等部位观察微循环情况的观察，来判断人体的状况，并且通过改善微循环能够治疗许多疾病。

● 趣味阅读

睡觉时为什么要闭上眼睛

人类必须闭起眼睛才能睡大觉，为什么？因为只有紧闭两眼才能隔断光线的刺激，才能使神经系统得到安静的休息。另外，睡觉时要暂停眨眼运动，这样就无法给眼球"浇水"了。为防止眼球干燥，也只有闭上眼皮才合适。有些人睡着时眼皮不能全部合上，可微显眼白，这也并非异常。

血浆和血清有啥区别

血液没有经过凝血过程（如加入抗凝剂或及时离心分离）而得到的液体部分叫血浆；经过凝血过程而得到的液体部分则叫血清。因此，血浆和血清同是血液中的液体成分，最主要的区别在于血浆中含有纤维蛋白原等和凝血有关的物质成分，而血清中则没有这些成分，血清不会凝固，而且比血浆更透明。

血浆不仅能使血细胞悬浮其中，而且对维持人体内酸碱平衡、渗透压和体温正常都有十分重要的作用。在脂类物质的运输，血液的凝固和对细菌和病毒战斗中也少不了它，它是维持人体正常功能的重要液体。血浆中含水90%~92%，蛋白质6.0%~7.5%，胆固醇等脂类物质约0.7%，其他无机物约0.75%~0.9%。还有数量极少而作用极大的激素和酶等,以及一些代谢产生的废物，如肌酐、尿素氮等。蛋白质是血浆中含量最多的固体物质，起着多方面的重要作用。血浆蛋白至少有30多种，分为清蛋白(白蛋白)、球蛋白和纤维蛋白3类。血清中只有白蛋白和球蛋白，健康人的血清中白蛋白的含量大约为球蛋白的1倍。

除了与凝血有关的物质外，在绝大多数化学成分的含量方面血浆和血清差别很小。各种成分含量虽然在人体内不是一成不变的，（特别是葡萄糖、脂肪等，容易受饮食和运动的影响），但对健康人来说，每种化学成分总是在一定的浓度范围之内变化。人一旦生病，某些有关的物质的浓度就会偏高或偏低，超出正常的范围，医生可以通过检测这些物质浓度的变化来诊断疾病和决定治疗方案。

● 趣味阅读

什么是脉搏

脉搏就是指浅表动脉的搏动，正常人的脉搏和心跳是一致的。脉搏的频率受年龄和性别的影响，婴儿每分钟120~140次，幼儿每分钟90~100次，学龄期儿童每分钟80~90次。另外，运动和情绪激动时可使脉搏增快，而休息、睡眠则使脉搏减慢。成人脉率每分钟超过100次，称为心动过速，每分钟低于60次，称为心动过缓。

呼吸系统

人类为什么要呼吸

自然界任何生物，包括植物、动物、微生物，都普遍存在呼吸现象，作为生物界最高级动物的人类，就更是离不开呼吸。

人体时刻进行着生命赖以存在的新陈代谢活动，必须利用大量的氧气，把淀粉、脂肪、蛋白质等营养物质，经过一系列化学反应转化为可供人体直接吸收的东西；同时，产生二氧化碳、水和其他代谢产物。其中，粪便等由消化道排出，部分水由肾脏以尿的形式排出，二氧化碳则必须刻不容缓，由呼吸道呼出。

如果没有吸气，会造成缺氧；没有呼气，会造成二氧化碳潴留。缺氧造成呼吸困难，口唇皮肤青紫；二氧化碳潴留则损害脑组织，可产生精神错乱、狂躁、神志淡漠、肌肉震颤、嗜睡、昏迷等精神或神经症状。扩张脑血管，可产生搏动性头痛，扩张皮肤血管，可致四肢红润，潮湿多汗。缺氧和二氧化碳潴留继续发展，会造成心率增快，心律失常，以致心跳停止；还会影响消化道，导致胃肠出血；影响泌尿系统，产生蛋白尿、血尿。由此可见，人离不开呼吸，人类要生存，就必须进行呼吸。

人在呼吸的时候，鼻腔不只是空气的通道，由于鼻腔组织构造的特殊性，它还是空气的"加工厂"。这个"加工厂"具有类似"空调机"的作用，有温暖空气、湿润空气和洁净空气的功能。

鼻腔黏膜的血管十分丰富，具有收缩和扩张功能，而且能随着体内外环境的改变而进行自我调节。当外界冷空气进入鼻腔时，小血管里的血液就增多，流动也加快，这样，就能把进入鼻腔的冷空气调节到和体温相似的温度；同时，可将干燥的空气变为湿润的空气，以维持呼吸道的正常生理活动。

鼻孔里长有许多鼻毛，用鼻子呼吸，鼻毛能够挡住空气中许多灰尘。有时候，空气里的刺激性气体刺激了鼻腔里的神经组织，就会一起喷嚏，将粗粒灰法和有害气体驱逐出去。

吸入的空气基本无病菌，主要是鼻腔里黏液腺和黏膜上皮纤毛所起的作用。当空气中的灰尘和微生物等吸入鼻腔后，被吸附在"黏液毡"上，随着纤毛运动和吞咽动作，被咽入胃内或被咯出。同时，鼻腔分泌的黏液中还含有一种"容菌酶"，它能抑制和溶解细菌。

正常人每分钟约呼吸30次，每次约吸入0.4升空气，一昼夜吸入空气18 000升，约24千克，为饮食总量的10倍，其中1/5是氧气，目的在于保证食物的充分氧化而释放出足够的能量。如果停止呼吸几分钟，人就会死亡。

大气中氧气的体积分数为21%，对正常人最合适。如果低到16%，人的脉搏就会加快，血压上升，影响人的注意力和想象力；减少到10%，就会恶心、呕吐，甚至失去知觉；一旦少到6%，人就会心力衰竭而死亡。反过来，氧气含量过高也不利。实验证明，如果空气中氧含量达70%，人长期呼吸它，就会导致肺水肿、肺炎等。

对呼吸的研究引入了耗氧率这个概念，它指每克体重每小时所耗氧气的量，单位为毫升／每小时克。对人类和哺乳类动物的耗氧率研究表明：耗氧率愈低，寿命愈长。而男性的耗氧率约为女性的1.8倍，因而后者寿命较长。

耗氧率愈低寿命越长是因为耗氧率可作为生物体能量消耗的定量尺度，它与体温、呼吸次数、血液循环快慢有密切关系。耗氧率高，新陈代谢率高，细胞保持高度紧张状态，工作量增加，容易衰老以致短命。

肺是怎样完成呼吸的

人的肺泡气与肺毛细血管的血液进行气体交换后，肺泡气中的含氧量减少，二氧化碳增多。此时，就需要通过呼吸道与外界空气进行气体交换，以便吸进氧和呼出二氧化碳。

肺本身不含肌肉，不能主动地扩张和回缩，但由于细支气管和肺泡富有弹力纤维及其他软组织，使肺具有伸展性与弹性，表现在肺受外力牵拉时能延展扩张，并产生弹性回缩力，一旦外力消失，又能缩小复位。那么，使肺扩张和缩小的外力是什么呢？是靠呼吸肌（肋间肌、膈肌）的舒张和收缩活动来完成的。

肺的呼吸运动好像一个风箱活动，一呼一吸有节律地交替进行。吸气时呼吸肌（肋间肌、膈肌）收缩，胸廓扩张，肺脏随之扩大，肺泡内压降低，低于大气压，因此外界空气（包括氧气）进入肺部，是为吸气动作；呼气时则相反，胸廓收缩，肺脏缩小，肺泡内压升高，高于大气压，因此肺内气体（包括二氧化碳），经过呼吸道排出体外，是为呼气动作。一般把胸廓节律性的扩大和缩小叫做呼吸运动。

由此可见，呼吸运动的障碍、肺组织弹性的减低、回缩力减弱、呼吸肌衰弱无力、肺泡通气功能的不足以及呼吸道梗阻时，都会影响肺的通气功能，使胸廓的风箱式活动能力减弱，不能摄入足够的氧。而体内产生的二氧化碳亦不能充分排出，结果引起缺氧和二氧化碳潴留，以及一系列酸碱平衡失调等内环境紊乱，严重时可以导致通气性呼吸衰竭，出现意识模糊、昏迷、甚至影响生命。

呼吸中枢调节呼吸频率和幅度。呼吸中枢分为吸气中枢和呼气中枢两部分，具有自动节律和交换抑制的两种特性。自动节律即自动兴奋的来源是二氧化碳的增加，可刺激吸气中枢先发生兴奋，故平时表现吸气是主动的，呼气是被动的；交换抑制即吸气中枢和呼气中枢存在着互相对立、互相制约的关系，保证了吸气动作和呼气动作得以交替进行，形成节律性的呼吸运动。二氧化碳的存在保持了呼吸中枢的兴奋性，而二氧化碳过多又会抑制呼吸中枢。

气体进入肺取决于两方面因素的相互作用：一是推动气体流动的动力；一是阻止其流动的阻力。肺通气的动力需要克服肺通气的阻力方能实现肺通气。

肺通气的动力来自于在呼吸过程中由于肺内压的周期性交替升降，造成肺内压和大气压之间的压力差，这一压力差成为推动气体进出肺的直接动力。

肺通气的阻力有2种：弹性阻力和气道阻力。肺组织的弹性阻力主要来自肺泡周围的弹力和胶原纤维，当肺扩张时，这些纤维被牵拉，于是产生回缩的倾向。肺扩张越大，对纤维的牵拉程度也越大，回缩力也越大，弹性阻力也越大，反之则小。气道阻力是气体流动时产生的阻力，并随流速加快而增加，故为气道阻力。气道阻力受气管内有黏液、渗出物或肿瘤、异物和管径大小等影响，可用排痰、清除异物、减轻黏膜肿胀和扩张气管等方法降低阻力。

为什么一些人总感觉冷

体温受大脑中的下丘脑调节，当天气暖和时，下丘脑会命令人体释放热量。当天气寒冷时，它会命令人体收集热量。例如通过打哆嗦产生热量。在这个过程中，铁扮演着重要角色。因此贫血（经常是由缺铁引起）的人经常会感觉冷。由于高血压、药物治疗和其他原因引起血液循环不正常，也能引发手足冰凉。甲状腺机能减退也能导致人体新陈代谢速度变慢，使人体产热不足。

人体的呼"旧"吸"新"

在肺里的血液"取走"肺泡中的氧气，运送给全身的组织细胞，又"取回"组织细胞在新陈代谢中产生的二氧化碳，送到肺里呼出去。这个过程就是人体的气体交换。

气体总是从压力高的地方往压力低的地方"跑"，这就是气体的扩散。人体的气体交换正是靠这种作用来实现的。在混合气体中，每一种气体都有自己的分压，在气体交换中起决定性作用的是氧气和二氧化碳的分压。吸进肺泡的空气里含氧量达20.96%，二氧化碳只有0.04%，所以氧分压比肺泡外毛细血管中的高，于是氧气就通过薄薄的肺泡壁和毛细血管壁进入血液。同样，由于血液中的二氧化碳分压高于肺泡中的，使血中的二氧化碳扩散到肺泡中，再呼出去。

当动脉血带着从肺部得到的氧流到组织细胞中时，由于新陈代谢不断消耗氧并生成二氧化碳，使组织细胞内的氧分压低于血液，二氧化碳分压高于血液，于是血中的氧迅速进入组织细胞。而组织细胞中的二氧化碳进入了血液，动脉血变成了静脉血，流回肺中再去与肺泡中的新鲜空气交换，使肺中呼出的气体里的氧下降到16.4%，二氧化碳却上升至4.1%。

人在安静时，平均每100毫升血流过组织时大约放出5毫升氧，吸收4毫升二氧化碳。放出的氧要比收回的二氧化碳多，这是因为有一些氧与营养物质中的氢结合生成了水。

血液中的氧和二氧化碳并不都只是简单地溶解在其中，主要靠和血红蛋白形成化学结合物后被运送走。100毫升血中最多可以结合氧20毫升，而溶解在其中的氧只有0.3毫升。二氧化碳溶解度比氧大得多，扩散也快得多，而溶解在血中的却只占总量的5%左右。但无论如何，在肺部氧气是先溶于血而后形成结合物；在组织细胞中血里的结合氧是先变成溶解状态再释放到组织细胞中去。二氧化碳也必须经过溶解状态才能进行交换。在血中溶解状态和结合状态的气体总是维持着一个恒定的比例关系，这对人体正常生理活动有十分重要的作用。

肺是结构巧妙的换气站

肺是呼吸系统的重要组成部分，是人体内结构巧妙的换气站，在人体的新陈代谢过程中，需要经常不断地从环境中摄取氧气，并排出二氧化碳。而人与环境的这种交换离不开肺，肺组织里有一套结构巧妙的换气站。在人们吸入大气时，大气经鼻、咽、喉、气管、支气管的清洁、湿润和加温作用，最后到达呼吸结构的末端——肺泡。肺泡与毛细血管的血液之间有一道呼吸膜相隔。薄薄的呼吸膜，只允许氧气和二氧化碳自由通过，其他一律挡驾。氧经肺泡通过呼吸膜进入毛细血管，进而至动脉流遍全身。二氧化碳由静脉经毛细血管，通过呼吸膜到肺泡，经肺排出体外。如此反复呼吸，人体就能源源不断地从外界获取氧气，排出二氧化碳。

从外表看来，肺叶像两个大片海绵，分居两侧。肺上端钝圆叫肺尖，向上经胸廓上口突入颈根部，底位于膈上面，朝向肋和肋间隙的面叫肋面，朝向纵隔的面叫内侧面，该面中央的支气管、血管、淋巴管和神经出入处叫肺门，这些出入肺门的结构，被结缔组织包裹在一起叫肺根。右侧的肺分为上叶、中叶和下叶3个袋，左侧的肺分为上叶、下叶2个袋，左侧略小于右侧。左右肺各被2层具有弹性的的袋子包围，叫胸膜。胸膜像两层的气球，中间没有空隙。一旦罹患某种疾病，水、血液、空气就积存于其中，引发肺部不适。当肺中充满空气时，变得轻松而膨胀，而一旦有某种疾病，就会呼吸受阻。

肺是以支气管反复分支形成的支气管树为基础构成的。左、右支气管在肺门分成第二级支气管，第二级支气管及其分支所辖的范围构成一个肺叶，每支第二级支气管又分出第三级支气管，每支第三级支气管及其分支所辖的范围构成一个肺段，支气管在肺内反复分支可达23～25级，最后形成肺泡。支气管各级分支之间以及肺泡之间都由结缔组织性的间质所填充，血管、淋巴管、神经等随支气管的分支分布在结缔组织内。肺泡之间的间质内含有丰富的毛细血管网，毛细血管膜与肺泡共同组成呼吸膜，血液和肺泡内气体进行气体交换必须通过呼吸膜才能进行。呼吸膜面积较大，平均约70平方米，安静状态下只动用其中40平方米用于呼吸时的气体交换，因此，在因疾病等原因导致呼吸膜面积小于40平方米之前，肺换气不会出现明显的障碍。肺表面覆盖一层光滑的浆膜，即胸膜脏层。

胎儿降生前，肺无呼吸功能，构造致密，比重大于1（1.045～1.056），入水则下沉。降生后开始呼吸，肺泡内充满空气，呈海绵状，比重小于1（0.345～0.746），故可浮于水中。

肺有二套血管系统：一套是循环于心和肺之间的肺动脉和肺静脉，属肺的机能性血管。肺动脉从右心室发出伴支气管入肺，随支气管反复分支，最后形成毛细血管网包绕在肺泡周围，之后逐渐汇集成肺静脉，流回左心房。另一套是营养性血管叫支气管动、静脉，发自胸主动脉，攀附于支气管壁，随支气管分支而分布，营养肺内支气管的壁、肺血管壁和脏胸膜。

● 趣味阅读

肝脏的再生能力

即使将人类的肝脏切除七至八成，剩下的肝脏也能充分发挥功能。肝脏是拥有复杂功能的重要脏器，但似乎只要有一小部分就绰绰有余。将肝脏切除后，肝细胞会开始繁殖增生，恢复原来大小，而且重复几次都能再生。肝脏为什么可以恢复原状呢？一般细胞只有一个细胞核，但肝细胞却拥有两个，而且染色体也是一般细胞的2～4倍，由此可见肝细胞具有异于一般细胞的特征。

呼吸系统如何排除"异己分子"

由鼻子、嘴巴吸入的空气，里面混杂着尘埃、细菌、霉菌等。为了避免这些物质进入肺部，呼吸道具有排除异物的机制。呼吸道（气管、支气管）的黏膜表面，长着无数像刷子的纤毛，并覆盖着黏液。这些黏液通常一天会分泌100毫升，也就是所谓的痰。

呼吸道的纤毛以每秒约12次的频率往口腔的方向波动，当灰尘、细菌入侵时，黏液会将之包覆，并利用纤毛运动往口腔推，送到食道排出。像这样呼吸道黏膜不断分泌黏液（痰）的过程，平常人们并没有感觉，也不会从嘴巴吐出。只有受到刺激，如感冒引起支气管发炎等情况时，才会造成黏液增加。当产生的黏液超过100毫升时，就会从口腔溢出，产生痰的感觉。

黏液（痰）包覆着异物，借助纤毛运动送到口腔，通常是在不知不觉的情况下吞入腹中，不过有时候也有黏液（痰）卡在咽喉仅靠纤毛运动无法排出的状况。痰卡在咽喉会刺激该部位的感觉神经，引发排出黏液的反射动作，也就是所谓的咳嗽。

咳嗽是将黏液（痰）吐出的动作。感冒时也会咳嗽，这是由于气管的黏膜发炎，分泌过多黏液，囤积后刺激到支气管的感觉神经。由于是要将卡在咽喉的痰吐出，因此咳嗽也要花相当的力气。咳嗽产生的气流速度在声门附近可达每秒50～120米，比起台风毫不逊色。每次咳嗽都会消耗838焦的热量。重复咳嗽几次，相当消耗体力。

● 趣味阅读

人为什么会喜极而泣

专家认为，欢笑和哭泣是两个类似的心理反应，即在高度情绪唤起状态下，两种情况都会发生，不管你是否处于兴奋状态。哭泣是悲伤的表现，但事实上流泪是一种非常复杂的人类反应。痛苦、悲伤，一些情况下的极度高兴等多种情绪都能引发哭泣，它只是我们的一种进化方式。情绪可以爆发出来是件好事，因为不管是欢笑还是哭泣，都能抵消皮质醇和肾上腺素的影响，缓解压力。

肺活量是体能的"晴雨表"

肺活量就是用力吸气后，尽力呼出的气体总量，它反映一次呼吸时的最大通气能力，这是体格检查时的常检项目。一般成年男性的肺活量为 3 500 ~ 4 000 毫升，女性为 2 500 ~ 3 500 毫升。儿童的肺活量较小，随年龄逐渐加大，到青春期后就接近成人的水平。经常锻炼的人肺活量大得多。

具体地说，肺活量包括三部分气体的量。一是平静呼吸时每次吸进或呼出的气体量，叫潮气量，约 400 ~ 500 毫升；二是平静吸气后再用力吸进的最大气体量，一般约为 1 500 ~ 2 000 毫升，叫补吸气量；三是平静呼气后再用力呼出的气体量，约 900 ~ 1 200 毫升，叫补呼气量。

肺活量并不是肺的总容量。因为无论怎样用力都不可能呼尽肺中的气，总会留下 1 000 ~ 1 500 毫升，这叫做余气量。

成年人平时 1 分钟的换气量不过 6 ~ 8 升，大约只要 5% 的肺泡参与气体交换就够了。当剧烈运动时，每分钟换气量可达 20 ~ 120 升，必然要动员更多的肺泡来参加气体交换。这时就会发现：缺乏体育锻炼的人气喘吁吁，呼吸又快又浅，而经常锻炼的人则显得轻松自如。因为体育锻炼使胸部肌肉发达，坚实宽阔，呼吸有力，一呼一吸又深又缓。所以对同样的换气量，他们需要的呼吸次数少而实际得到的新鲜空气多。比如，一个运动员每分钟呼吸 15 次，每次潮气量 900 毫升，另一个缺乏锻炼的人每次潮气量只 500 毫升，那么他必须每分钟呼吸 27 次才能达到同样的换气量，他实际得到的新鲜空气却比那位运动员少。由此可见体育锻炼的重要。

● 趣味阅读

为什么别人搔痒才会笑

搔痒是对皮肤的一种轻柔、有节律地抚摸动作，大脑对它的感受就像是有某种危险即将来临。当瞬间反射性的"恐惧"过去后，人们便放心地下意识地笑起来。研究显示，当自己搔痒时，一种被称为"推断性释放物"的信息即会率先传至大脑，这样脑子就为你做出的动作做好了准备，你对搔痒的感受变得迟钝了，所以就不会发笑。

咽，集多功能于一身

咽，这个名称你不一定很熟悉，但提到嗓子你不会感到陌生，甚至会讲出它大概的部位，但这是不完整的概念。我们所说的咽部，包括鼻咽、口咽和喉咽3个部分。

从外形上看，整个咽部是一条肌肉组成的软管子，上宽下窄形如漏斗。它的上界与颅底平，下界相当于第六颈椎下缘水平处（低头时，用手触摸颈后颈椎最高处即是），全长约13厘米，前壁与鼻腔、口腔及喉腔相通，后壁紧靠颈椎脊柱。可见咽部所处的位置非常很重要。

一般来说，人们对鼻咽部比较熟悉，但真正了解鼻咽的人并不多，因为从外面是看不见的，需要特殊的检查才能知其全貌。鼻咽部是咽的最上段，它的上后方是颅底，鼻咽向前经后鼻孔与鼻腔相通，下方接口咽部。在鼻咽侧壁上有一个小圆孔，叫咽鼓管口，由此直接通向中耳（鼓室）。

在鼻咽顶部与后壁交界处，有一圆形像小山丘样的淋巴结构叫增殖腺（又称腺样体），有防御病菌的作用，这在幼儿时期尤为重要，但随着年龄的增长，腺体逐渐萎缩。在儿童时期，增殖腺如过于肥大，可以堵塞后鼻孔影响呼吸，甚至可引起中耳炎。在这种情况下，它不仅起不到防病作用，反而对身体产生危害，因此必须清除掉。

口咽位于鼻咽部下方，前面以咽峡为界与口腔相通，下部至舌骨与喉部相通连。咽门又叫咽峡，是口咽部最狭窄处，上界为软腭、悬雍垂，底部为舌根部，两侧前为舌腭弓（简称前弓），后为咽腭弓（简称后弓），两弓之间是腭扁桃体。口咽后壁黏膜上有数个淋巴滤泡。

咽的主要功能是吞咽、呼吸和发音，以及调节中耳的气压。此外，咽部的扁桃体有吞噬细菌，可产生免疫抗体和淋巴细胞，是呼吸道的"卫士"。

吞咽功能。当吞咽的食团接触舌根及咽峡黏膜时，即引起吞咽反射。食团到咽腔时软腭上举，关闭鼻咽腔，舌根隆起，咽缩肌收缩，压迫食团向下移动。由于杓会厌肌、甲会厌肌及甲舌骨肌等收缩及舌根隆起，使会厌覆盖喉口，在呼吸暂停的同时，使声门紧闭，喉上提，梨状窝开放，食团越过会厌进入食管。

呼吸功能。正常呼吸时的空气经过鼻和咽腔时，软腭必须保持松弛状态，若鼻或鼻咽有阻塞，就将影响鼻腔的正常呼吸作用而张口呼吸。咽腔黏膜内富有腺体，故仍有继续对空气加温、湿润的作用。

保护和防御功能。咽肌运动对机体起着重要的保护作用，在吞咽和呕吐时，咽肌收缩可暂时封闭鼻咽和喉部，使食物不致返流入鼻腔或吸入气管。若有异物进入咽部，可因咽肌收缩而阻止下行，产生呕吐反射，吐出异物。

共鸣作用。发音时咽腔可改变形状而产生共鸣，使声音清晰、悦耳，其中软腭的作用尤为重要。

● 趣味阅读

为什么会经常掉头发

我们在梳头时，经常会发现有头发掉下来。如果掉下来的头发长的多短的少，这就属于正常的头发更换现象。如果短发多于长发，就可能不正常。不正常的脱发一般是由外伤和内部刺激引起的，应当注意。

喉都有些啥功能

喉也叫"喉头"，呼吸器官之一，气管上方由软骨和肌肉等构成的部分；喉内有声带，故又是发音器官。通常将咽喉混称为"嗓子"或"喉咙"。喉的主要功能是呼吸、发声、保护和吞咽。

呼吸功能。呼吸时喉部的作用为改变呼吸道的大小，以适应身体的需要。声门为下呼吸道上端的狭窄处，通过声带的运动可改变声门的大小。平静呼吸时，声带位于内收及充分外展位的中点，吸气时声门稍增宽，呼气时声门稍变窄。剧烈运动时，声带极度外展，使气流阻力降至最小。呼气时阻力可以增加肺泡内压力，利于肺泡与血液中的气体交换。血液的 pH 值及二氧化碳分压可以影响声门的大小，因此喉对肺泡的换气及保持体液酸碱平衡也有辅助作用。

吸气时由于舌骨下肌肉的收缩，使整个喉头下降，喉腔变大，利于气体吸入肺内。平静呼气时，整个喉头向上移位。喉黏膜内存在化学感受器，当它受到刺激时，反射地影响呼吸中枢的功能，使呼吸频率和深度发生改变。这些化学感受器是由脱髓鞘的传入神经纤维支配，经喉返神经到达中枢。另外，肺的传入神经系统可以反射地影响喉的肌肉运动，因而影响呼吸功能。

发声功能。正常人在发声时先吸入空气，然后将声带内收和拉紧，并控制呼吸。声音的强度取决于呼气的声门下压力和声门的阻力。声调决定于振动时声带的长度、张力、质量和位置，至少有40条肌肉参与发声。

喉内肌的收缩使喉软骨移动，改变各软骨之间的相互位置，使声门闭合和开放。喉内肌的收缩还能改变声带的质量、长度和张力。声音的产生决定于呼出气流的压力与喉内肌弹性组织力量之间的相互平衡作用，这种平衡作用的变动，可以改变声调、强度和音质。发声时，喉内外肌收缩使声带内收并保持张力，主要由于甲杓肌、环杓侧肌、杓间肌及环甲肌的收缩使声门内收，而环杓后肌则使杓状软骨保持稳定，不受环甲肌的牵拉。声带振动是波状运动，声门开时，其振动始于声带下部，进而向上、向外，声带边缘似向外翻；在声门关闭时，声带运动则与上相反。正常发声是一个高度复杂的过程，喉部受随意和反射系统的控制，它涉及到发声前调节声调、发声反射调制和声音监听3个过程，任何一个过程发生障碍都会造成发声异常。

保护功能。喉的杓会厌皱襞、室带和声带类似瓣状组织，具有括约肌作用，能发挥保护下呼吸道的功能。杓会厌皱襞收缩时关闭喉入口，防止食物及其他异物进入呼吸道。室带下面平坦，上面呈斜坡状，当喉室韧带外侧的肌纤维收缩时，室带内缘可以互相接触，关闭喉的第二个入口。因其上斜、下平的外形，喉室带也有活瓣作用，气流易进难出。在咳嗽反射时，室带关闭迅速，为时短暂；但在固定胸部时，动作缓慢，关闭持久。室带主要功能为增加胸腔内压力，完成咳嗽及喷嚏动作。大小便、呕吐、分娩以及举重时，则要求升高腹压，此时室带的括约肌作用极为重要。声带上面平坦，下面呈曲面，可阻碍空气进入。当声门下压力升高时，易使声门开放，空气难进易出，与室带作用相反。

吞咽功能。吞咽时，喉头上升，喉入口关闭，呼吸受抑制，咽食管口开放，这是一个复杂的反射动作。食物到达下咽部时，刺激黏膜内的机械感受器，冲动经咽丛、舌咽神经和迷走神经的传入纤维到达延髓孤束核，继至脑干网状系统和疑核。通过传出神经纤维，使喉内收肌收缩，同时抑制环杓后肌的活动，使声门紧闭，声带拉紧，而脑干网状系统抑制吸气神经元，使呼吸暂停。如果食物进入喉的入口，则会刺激喉上区域黏膜内感受器，而增强这种反射。声带的收缩由前部开始，继续向后直至全长都相遇到一起，此时由于杓会厌肌的收缩，室带也关闭。完成吞咽之后，声、室带迅速分开开始呼吸，常常是先开始呼气，这些活动是反射性的而不是随意的。所以，处于睡眠及浅麻醉状态下的人都有吞咽功能。

除上述功能外，喉部可通过关闭声门，提高腹腔和胸腔的压力来完成咳嗽、呕吐、排便、分娩和上肢用力的动作。正常吸气时，纵隔负压增大，便于静脉血流回心脏；呼气时，纵隔正压加大，便于动脉血流出心脏。吸气性呼吸困难时，静脉回流受阻，头颈部静脉扩张，可致发绀。

咽和喉，一对掰不开的的兄弟

咽是食物和空气的共同通道，它的形状像一个稍扁的漏斗，上接鼻腔和口腔，下连喉和食管。从上到下咽分为鼻咽部、口咽部和喉咽部3个部分。

喉则是位于喉咽部前方，连接咽和气管的那一段呼吸通道，它同时又是人体的发声器官。咽和喉的分界是一块靠韧带连接在喉上半部环形状软骨上的软骨，叫做会厌软骨。空气由鼻腔后部经鼻咽部、口咽部，进入喉咽部前面的喉和气管；食物、水和唾液却要由口腔经口咽部，"跨过"喉而进入后面的喉咽部和食管，这真是个繁忙的叉道口。但由于各有关器官的分工明确，配合默契，使这个人体与外界相通的交通要塞秩序井然。

吞咽时，软腭和悬雍（小舌头）上提封住鼻腔，会厌软内像盖子一样盖住喉口，使食物既不会误入鼻腔也不会呛入气管；呼吸时，悬雍下垂，会厌抬起，使鼻腔到气管间的空气通道畅通无阻。所以，如果边吃饭边说笑，吞咽时会厌软内来不及盖下，东西就会进入气管，引起剧烈咳嗽。

在鼻咽部两侧有咽鼓管的开口。咽鼓管连接咽和中耳的鼓室，这样才能在吞咽、打哈欠或打喷嚏时保持鼓膜内外侧压力平衡。由于位置相邻，动能交叉，所以感冒或咽炎有时也会引起中耳炎。

咽作为人体的重要门户，有极丰富的淋巴组织，形成了一个淋巴环，像守卫国门的卫队一样守护着人体王国的大门。喉部有许多软骨支撑着，以保护呼吸和发声的通道。其中最大的一块叫甲状软骨，男性的喉结就是它的突起，两侧有甲状腺，能用手摸到。

喉具有发声功能，这依赖于喉腔内面的黏膜所形成的前后方向的皱襞。上面的一对叫假声带，下面的一对叫声带，含有丰富的弹力纤维和肌纤维，空气通过声带的声门裂而振动声带，就发出了声音。喉肌起着控制声带的紧张程度和声门裂大小的作用，所以人可以发出各种各样的声音。发音越高时声带拉得越紧，声门裂也越窄。发声时，咽和口、鼻腔共同组成声音的共鸣器，好像小提琴的音箱，使喉部发出的声音变得更加美好动听。

气管、支气管的功能

气管、支气管是人体的呼吸通道，树是自然界中的植物，人们把支气管与树联系在一起，是因为气管、支气管及其分枝的形状就像是一棵枝干繁茂的大树。不过，这树的形态是倒置，树干气管在上，树枝支气管及分枝在下。另外，支气管树是空心的，其管腔为气流的通道。气管、支气管在完成自己的"本职"工作时，有如下几种功能。

调节功能。气管、支气管不仅是吸入氧气、呼出二氧化碳和进行气体交换的主要通道，还具有调节呼吸的功能。吸气时肺及支气管扩张，气体通过气管、支气管进入肺内，当气量到达一定容积时，引起位于气管、支气管内平滑肌中感受器的兴奋和冲动，由迷走神经传入纤维传至延髓呼吸中枢，抑制吸气中枢，使吸气转为呼气。呼气时肺及支气管回缩，对气管、支气管感受器的刺激减弱，解除了对吸气中枢的抑制，于是吸气中枢又再次处于兴奋状态，进入下一个呼吸周期。呼吸过程中，吸气时由于气管、支气管管腔增宽，胸廓扩张和膈肌下降，呼吸道内压力低于外界压力，有利于气体吸入。呼气时则相反，呼吸道内压力高于外界，将气体排出。正常时气管、支气管管腔通畅，气道阻力小，气体交换充分。气管、支气管病变，如有炎症时，由于黏膜肿胀及分泌物增多，使气管、支气管管腔变窄，气道阻力增加，妨碍气体交换，则氧分压下降，二氧化碳分压升高，血氧饱和度亦随之降低。

清洁功能。气管、支气管黏膜上皮中每个纤毛细胞顶部伸出约200

根长约5微米的纤毛，与杯状细胞及黏膜下腺体分泌的黏液和浆液在黏膜表面形成黏液纤毛传输系统。随空气被吸入的尘埃、细菌及其他微粒沉积在黏液层上，通过纤毛节律性击拍式摆动，黏液层由下而上的波浪式运动，推向喉部而被咳出。据测定纤毛每分钟摆动1000～1500次。每次摆动可推动黏液层16微米左右。纤毛摆动频率对温度的变化相当敏感。正常的纤毛运动有赖于黏膜表面的黏液层，气道每天分泌约100～200毫升黏液，以维持纤毛正常运动。感染或吸入有害气体影响黏液分泌或损害纤毛运动时，均可影响呼吸道的清洁功能。此外，吸入气体虽然主要在鼻及咽部加温加湿，但气管、支气管亦有对吸入气体继续加温、加湿的作用，使气体进入肺泡时湿度可达84%左右，温度与体温相当；如外界室温高于体温，则呼吸道血流对吸入气体有冷却作用，使之降至体温水平。

免疫功能。包括非特异性免疫和特异性免疫。非特异性免疫除黏液纤毛传输系统的清洁功能、黏膜内的巨噬细胞吞噬和消化入侵的微生物外，还有一些非特异性可溶性因子，包括溶菌酶、补体、转铁蛋白、α1—抗胰蛋白酶等。溶菌酶可溶解杀死细菌；补体被抗原抗体复合物激活后，有溶菌、杀菌、灭活病毒作用；转铁蛋白有较强的抑菌作用；α1—抗胰蛋白酶能抑制多种酶的活性，从而对抗和减轻这些酶对组织的破坏。特异性免疫包括体液免疫和细胞免疫。呼吸道含有各种参与体液免疫的球蛋白，包括 IgA、IgG、IgM、IgE，其中 IgA 最多，主要是分泌性 IgA。呼吸道细胞免疫主要是产生各种淋巴因子，如巨噬细胞移动抑制因子、巨噬细胞活化因子、淋巴毒素、转移因子、趋化因子等。

防御性咳嗽和屏气反射。气管、支气管黏膜下富含感觉传入神经末梢，主要来自迷走神经，机械性或化学性刺激沿此神经传入延髓，再经传出神经支配声门及呼吸肌，引起咳嗽反射。先是深吸气，接着声门紧闭，呼吸肌强烈收缩，肺内压和胸膜腔内压急速上升，然后声门突然打开，由于气压差极大，呼吸道内空气以极高的速度冲出，并排除呼吸道内分泌物或异物，有保持呼吸道清洁与通畅的作用。小儿咳嗽能力较弱，排出呼吸道内分泌物能力差，感染时，分泌物增多，易潴留在下呼吸道。此外，当突然吸入冷空气及刺激性化学气体时，可反射性引起呼吸暂停，声门关闭和支气管平滑肌收缩的屏气反射，使有害气体不易进入，保持下呼吸道不受伤害。

胸廓是人体内脏的"屏障"

人们常说那些喜欢斤斤计较的人心胸狭隘；说那些以大局为重、置个人利益于脑后的人胸怀宽广。当然,这里所说的心胸不是解剖学上的心脏、胸廓,但胸廓对于心脏来说,确是非常重要的。胸廓起着支持、保护作用,并且参与呼吸运动。

胸廓有着如此重要功能,那么它是怎样构成的呢?

人体的胸廓是一个近似圆锥形的支架,由12个胸椎、12对肋和1个胸骨连结而成。胸廓具有一定的弹性和活动性,以缓冲外力,起着支持、保护胸腹腔脏器的作用。在胸廓中,有维持机体血液循环的重要器官——心脏,还有呼吸器官——肺。这两个器官对于机体的生命至关重要,任何一个出了故障,都将导致疾病或死亡。胸廓就像个笼罩,疏而不漏地保护着这些重要器官,一般的外力只能损伤胸廓（常为肋骨）,而不易直接伤及心肺。

由12节胸椎组成的胸段脊柱,是胸廓的"后支柱",前面则为胸骨,两侧由12对肋前后连接,从而围成了胸廓。12对肋从上到下依次命名。l~7肋的前端都直接与胸骨连结,称为真肋,而8~12肋的前端不与胸骨直接相关联,称为假肋。

成年人胸廓的形状近似圆锥形,即上小下大,前后径小于横径。胸廓有上、下两个口;胸廓是前面短,后面次之,侧面最长。相邻两个肋之间的间隙称为肋间隙,有肋间肌附着于两肋之间。

胸廓具有运动功能,主要表现在呼吸运动。当吸进空气时,由于肋间肌的作用,肋的前方提高,肋体向外扩展,而且此时肋骨也上升,这样,加大了胸廓的前后径和横径,使得胸廓的容积也随之增大,随着容积的增大,胸腔负压增大,从而将空气吸入肺内;呼出气体时,由于重力和肋间肌的作用,胸廓作相反方向的运动,使胸廓的容积减少,胸内压增高,从而排出气体。由此可见,胸廓与呼吸功能有密切关系。

胸廓的形状及大小与身体姿势、年龄大小、性别以及某些疾病影响有密切关系。比如说,新生儿的胸廓呈桶状,肋接近水平位置,横径和前后径几乎相等。小儿患佝偻病影响骨骼时,可导致胸廓畸形,即肋骨骼部内陷,胸骨向外突出形成鸡胸;亦可胸骨剑突部向内凹陷,形成漏斗胸，这两种畸形均可影响呼吸功能。

一般来说，成年男性的胸廓各径都比女性大，且上窄下宽，近似前后扁的圆锥形，成年女性胸廓较短而钝圆。患某些疾病如慢性支气管炎、慢性阻塞性肺气肿时，由于长期气体排出困难，可导致胸廓变形，呈桶状胸。

● 趣味阅读

人为什么会起鸡皮疙瘩？

人感到冷或者害怕的时候，身体上自然而然会生出鸡皮疙瘩。鸡皮疙瘩的学名叫毛发直立。每个体毛根部的微小肌肉结合在一起，看起来就像人体上生出的一个个小疙瘩。在很久以前人类还拥有天然"皮大衣"的时候，鸡皮疙瘩就具有实际意义。毛发变蓬松后，毛发之间的空气相当于一层绝缘体，给身体保温。竖起毛发对食肉动物或敌人来说是一种威胁，如猫面对一只狗就会躬身竖毛。

鼻子，空气的"加工厂"

鼻子位于面部中央，向前隆起呈长三角形锥体状，对构成容貌起重要作用。鼻子的形态主要由外鼻决定，可因种族不同而有很大差异。白种人的鼻子呈高而细，黑种人的鼻子呈扁而阔，黄种人则居中。由于世界上各民族的人种、地理环境、生活习惯和文化传统不同，对鼻子的审美标准也有很大差别。白种人以高鼻梁为美，看起来挺拔俊秀；中国人以男性鼻梁近似笔直，女性微呈凹弧，鼻尖微翘者为美。

外鼻分为鼻根、鼻梁和鼻尖三部分。鼻根部为鼻性部分，是由两块鼻骨和上颌骨鼻突所构成；鼻梁部分位于鼻根部和鼻尖部中间，由左右两块鼻侧软骨构成；鼻尖部为鼻的末端部分，主要由两块鼻翼软骨构成。每个鼻翼软骨各有一个内侧脚和外侧脚。两个内侧脚在鼻尖的下方连成鼻小柱及鼻尖部分支架，两个外侧脚在鼻尖左右分开，构成两个鼻翼。鼻子的外面覆盖着皮肤，富有弹性，尤其是覆盖在鼻上部2/3的皮肤，一般情况下很松弛而且弹性很大，而下部1/3的皮肤则紧附着在下面的组织上。

鼻是呼吸道的起始部分，但它决不是简单的空气进出口，而是一个具有高效率的过滤、升温、加温作用的空气预处理站，为呼吸道送进洁净、温暖、湿润的空气。除了外鼻部分外，还有鼻腔和鼻旁窦两个部分，都由骨和软骨作支撑。鼻腔被鼻中膈分成左右两半，内衬黏膜。由鼻翼围成的鼻腔部分叫鼻前庭，经鼻前孔（即平时所说的鼻孔）与外界相通，而鼻腔后部则与鼻咽部相通。鼻前庭里有密密的鼻毛，可以挡住灰尘，对空气起过滤作用。而鼻黏膜有丰富的血管和腺体，可以分泌黏液，在给空气加温、加湿的同时，粘住并杀灭空气中的病菌，使吸入的空气更洁净。鼻腔的外侧内壁有上、中、下3个突起的鼻甲，它大大扩大了鼻腔黏膜与空气的接触面积。鼻腔内还有与眼睛相通的鼻泪管开口，眼泪在许多时候也有清洁鼻腔的作用。鼻旁窦是颅骨与鼻腔相通的4对内含空气的空腔，包括上颌窦、额窦、蝶窦和筛窦各一对。它们除参与对空气的加温、加湿外，还对发音起共鸣作用。当感冒或鼻腔黏膜发炎时，就会因鼻甲肿大、鼻黏液分泌增多而引起鼻塞、流涕等症状，有时还会发展成鼻窦炎。鼻还是嗅觉器官。在上鼻甲与它相对应的鼻中膈部位还有一片浅黄白色的黏膜，分布着大量嗅细胞，这就是嗅觉区。嗅细胞通过神经与大脑的嗅觉中枢相联系，产生嗅觉。

● 趣味阅读

眉毛、睫毛的寿命

头发、胡须都会不断生长，而且可以长得很长，但为什么眉毛和睫毛即使不修剪也无法长得跟头发一样长呢？人类的毛发，依照部位不同，寿命及生长速度也不同。也就是说，各种毛发都有自己的生长方式。眉毛和睫毛，与头发及胡须相比，寿命短，生长速度慢。

消化系统

胃是打磨食物的重要"容器"

胃好像是人体中食物的中间加工站和仓库，是人体消化道中最庞大的部分。它位于腹腔上部，外形像一个倒置的茄子。

胃的上端与食道相连接，相连的入口称为贲门；下端通十二指肠，出口称为幽门。幽门如闸门，控制食物只准出而不准返回胃中。胃可分成前、后两壁以及胃大弯和胃小弯。胃壁上有斜的、环形和纵行的平滑肌。它们的收缩和舒张使胃具有蠕动的能力。

胃的蠕动把食物进一步加工磨碎，加上胃液的作用，使食物变成粥样的食糜，然后分批经幽门排入小肠。食物在胃中被加工的时间并不完全一样，糖类食物比蛋白质食物的加工时间要短，油脂类食物的加工时间最长，所以吃肉和含油多的食物不容易饥饿。

胃壁上还有许多特殊的细胞群能够分泌胃液。一个成年人每天分泌的胃液可达 1 500 ~ 2 000 毫升。健康人的胃液是无色透明的酸性液体，它的主要成分是盐酸和胃蛋白酶。胃蛋白酶是胃中的一种消化酶，在刚分泌出来时没有消化能力，但在盐酸的作用下，就变成了具有活力的消化酶，能够分解蛋白质，使蛋白质类食物在胃中得到初步消化。由于盐酸的存在，使胃液成了身体中酸性最强的液体。

盐酸在胃中还有许多作用。它能杀死多种细菌，成为消化道的一道防线；它能使胃中的消化酶保持充分的活力，使蛋白质分解；还有助于人体对铁质的吸收。此外，盐酸进入小肠后，还可以促进胰液、胆汁等消化液的分泌，加速对蛋白质、脂肪等物质的消化和吸收。

胃的工作十分繁忙，又很重要，所以要好好保护。平时要养成定时、定量进食的习惯，不暴食暴饮，以免把胃撑得太大，使胃的蠕动和胃液的分泌功能失常，造成消化不良。同时不能吃对胃有强烈刺激的食物，以预防胃病的发生。

眼皮为什么会跳

眼皮跳的根本原因是由于局部暂时供血不足，使神经传导不平衡而导致的眼肌收缩。下列情况较易引起眼皮的明显跳动：长时间看书、看物、看电视或受强光照射后，眼睛感到疲劳了；贫血或眼有炎症；抽烟过多或饮酒过度。

食物在消化系统中的"消失"过程

食物中的营养物质大都是复杂的有机物，分子较大，必须经过加工才能被身体吸收与利用。这个加工过程就是消化。人体对食物的消化过程有两种方式。一种是把大块食物切磨成小颗粒，这是机械性消化；另一种是消化腺分泌的消化液对食物进行化学分解，这是化学性消化。

机械性消化是通过消化道的运动来实现的。口腔是对食物进行机械加工的第一个"车间"，牙齿将大块食物切断、磨碎成小块，经过舌的搅拌，把磨碎的食物与唾液混合，形成湿润的小食团，以便吞咽。所以吃饭时要"细嚼慢咽"。消化道有节律的蠕动，对食物也有机械加工的作用。蠕动可以进一步磨碎食物，并将食物与消化液进一步拌匀，形成食糜。

化学性消化是通过消化液的化学作用实现的。机械消化虽然已经把食物磨碎，但食物中的大分子结构还没有改变，要把这些大分子变成人体可利用的小分子，还要靠化学性消化来完成。在体外，要把蛋白质、脂肪，糖分解成小分子很不容易，一般要在高温、高压、强酸等条件下进行。然而人体工厂在37摄氏度的体温下就能完成。原因是消化液中的酶神通广大，有极高的效率。各种消化液中都有这样那样的消化酶，如唾液中含有唾液淀粉酶，胃液中有胃蛋白酶、胰液和小肠分泌的消化液中也都有各种消化酶。这些酶各有分工，它们像千万把可以多次使用的"钥匙"，把连接大分子链的"锁"打开，使大分子断裂成小分子。胆汁中没有消化酶，但是胆汁可以帮助消化脂肪类食物，并能促使一些酶对脂肪的分解。消化作用从食物进入口腔开始，经过加工和改造到达小肠末端时，消化作用已大体完成，在大肠中就没有什么消化作用了。

小肠是吸收营养物质的主要部位。人的小肠有 5～6 米长，在它的内壁上有许多环形的皱襞，在这些皱襞上又有数以万计的小的绒毛和微小的突起。食物在小肠内约要停留 3～8 个小时，营养物质可以被充分吸收。

小肠绒毛对营养物质的吸收有两条途径。一条是经过绒毛的毛细血管由静脉运送至肝脏，然后再由血液循环送至全身。经过这一吸收转运途径的营养物质主要是水、无机盐以及被消化分解后的糖和蛋白质类食物；另一条途径是经过绒毛内的毛细淋巴管，经肠淋巴管、胸导管，最后进入循环系统送往全身。经这一条转运途径的主要是脂肪一类的食物。食物到了大肠，消化早已完毕，主要的吸收过程也已基本结束。大肠只对食糜中的水、无机盐和少量的营养物质做进一步的吸收，也能吸收由于细菌发酵而产生的某些维生素。医疗上通过肛门入药治病，就是根据大肠的这一特点。

肝脏是人体新陈代谢的中心站

肝脏是人体中最大的消化腺，肝脏大部分位于右肋弓处，小部分位于左肋弓处，贴于膈的下方。7 岁以下儿童，肝的体积相对较大。因为肝脏有丰富的血液供应，所以肝脏呈棕红色，质软而脆。肝大部分为肋弓所覆盖，所以，正常时用手不易触及肝。

肝脏是人体新陈代谢的中心站。食物消化后，经肠道里的门静脉进入肝脏，有关营养物质的代谢几乎都需要有肝脏参加。失去了肝脏，生命就不能维持。

肝对糖的贮存、分布和调节起重要作用。食物经分解成为葡萄糖后，一部分进入血液循环供人体利用，大部分则经肝细胞合成为肝糖元，贮存于肝内。当饥饿、劳动、发热时，肝细胞可将肝糖元分解成葡萄糖，供人体利用。在机体营养状况好、肝糖元贮备丰富时，可以保护肝脏免受损害。

肝脏合成的蛋白质占全身合成蛋白质总量的 40% 以上。其中主要是白蛋白，还有纤维蛋白原、凝血酶原等。当肝脏损害严重时，血浆白蛋白就会下降，可出现浮肿、腹水。纤维蛋白原及凝血酶原减少，可引起出血。

　　肝脏能将衰老红细胞破坏后产生的间接胆红质，加工为直接胆红质，再从胆道排出到肠道帮助脂肪的消化。肝脏受损，加工间接胆红质和排泄直接胆红质的功能下降，血液中2种胆红质（称总胆红质）的浓度上升，就会出现黄疸。

　　脂肪的消化、吸收、利用与肝脏密切相关。正常情况下，人体内血脂的各种成分是恒定的，靠肝脏来调节。脂肪代谢紊乱时也可引起肝脏病变，如脂肪肝。肝病严重时胆固醇会明显下降。

　　肝脏是维生素A、B、C、D、E、K和叶酸等多种维生素贮存和代谢场所。肝脏还参与激素代谢过程，正常时，体内的激素含量保持平衡，多余的激素被肝脏破坏。肝脏有病，如慢性肝炎、肝硬化，因雌激素破坏灭活发生障碍，体内含量就增加，引起男性乳房发育、女性月经不调，出现毛细血管扩张，如蛛蜘痣，又如醛固酮的抗利尿激素灭活障碍，可发生水肿、少尿。

　　肝脏通过氧化还原、结合等方法把新陈代谢过程中产生的有害物质和外来毒物、毒素，包括药物进行解毒处理。肝内还有一种吞噬细胞，具有吞噬细菌异物的作用。肝脏通过解毒和吞噬作用来保护人体的健康。

　　因此，在某种意义上讲，肝脏健康是人体健康的基本条件之一。正因为肝脏的功能多种多样，所以，在肝受严重损害，如肝硬化或肝癌时，机体就会出现多种功能障碍。

● 趣味阅读

人一生可以完成多少事

　　人一生中可完成多少"并不惊人的事情"？从统计学上看，假设你能够活到79.5岁，你的一生中将眨4.15亿次眼，全身的体毛将生长948千米，脱落19千克的皮肤组织，生长出长达29米的指甲和198厘米的鼻毛。在人一生的头两年里，将爬行150千米；而在其后的岁月中，人总共将行走21951千米。此外，人的一生将在打电话上耗费两年半，吃下7300只鸡蛋。

肝脏在人体中的"灭毒"作用

在正常生理状况下，人体内的物质代谢可产生少量的毒物，如氨基酸分解代谢产生的氨，血红蛋白分解产生的胆红素等。此外，还有从体外通过吸收进入人体内的毒物，如肠内细菌作用使食物中蛋白质腐败而产生的胺类、硫化物、酚等被吸收入血，以及长期接触毒物（苯）或长期使用某些药物如磺胺等。

无论是外来的毒物，抑或体内产生的毒物，人体都必须及时地进行处理，并迅速地将其排出体外，才能维持身体健康。肝脏正是机体的主要解毒器官，它能将有毒物质转变为无毒的或毒性较小的，或溶解度较大且易于排泄的物质，最后从肾或胆管通过尿液或粪便排出体外，这就是肝脏的解毒作用，也是肝脏的另一种类型的代谢功能，它对人体至关重要。一旦肝脏功能发生障碍，其解毒功能随之降低。

肝脏的解毒方式主要有氧化解毒、还原解毒与结合解毒3种。氧化解毒是最常见的解毒方式，许多有毒物质在体内经氧化后，即被破坏而失去毒性。而结合解毒则是体内最主要的解毒方式，因为有许多有毒物质常常无法在体内氧化还原，或虽经氧化却仍具毒性。此类物质的解毒方式则是在肝脏内与某些物质结合，生成无毒、毒性小或易溶物，然后随尿液排出体外。

通过肝脏各种方式的解毒，机体在一般情况下就不至于因为毒物的产生或进入人体内而中毒。当然，肝脏的解毒作用有一定限度，如果进入人体内的毒物过多，超过了肝脏的解毒能力，仍会使人发生中毒。许多药物都是在肝脏中解毒的，如冬眠灵、苯妥英纳，水合氯醛、异烟肼等。因此肝脏疾病的患者应慎重用药，以免增加肝脏负担，损坏肝脏的功能。

解毒功能经常受年龄、性别、昼夜节律、营养状态、饥饿、妊娠、内分泌及遗传因素等影响。例如新生婴儿容易发生氯霉素中毒，原因之一是肝内生物转化酶系发育尚不完善；老年人对氨基比林、保泰松等转化能力较差，故用药后药效较强而副作用也较大。氨基比林在男性体内半寿期约13.4小时，而女性只有10.3小时，说明女性对氨基比林的转化能力强。

某些外源性物质(如农药、毒物)或亲脂性药物可使肝内药酶合成显著增加，从而对其他药物的代谢能力增强，称为酶的诱导作用。目前已知至少200多种药物和化学物质具有酶诱导作用，如苯巴比妥、利福平、安体舒通等。药酶诱导作用有时可造成药物性肝损伤或化学致癌。

有些药物可通过抑制药酶使另一药物的代谢延迟、药物作用时间延长和加强，称之为酶的抑制作用。微粒体酶的专一性不高，多种药物可以作为同一酶系的底物，因而出现各种药物对药酶的竞争性抑制，如保泰松可抑制甲磺丁脲的代谢，而增强其降血糖作用。

我们在日常生活中所摄取的食物，有些是含有毒素的（如半熟的海鲜），需要依靠肝脏来分解这些毒素。另一些食物在消化后就会腐败、发酵而产生毒素，无法被小肠吸收，毒素就会被送往肝脏。所以，若肝脏功能变弱就无法完全解毒，毒素便被送至心脏，从而遍布全身引发人体百病丛生了。由此可见，肝脏损坏并不是一件小事，因为它能够随时随地置一个人于死地，发现时也可能已经太迟了。肝脏是容易受到损害的器官，保护肝脏应从合理饮食、适量运动、药物辅疗和戒除陋习等多方面入手。

小肠，人体营养的吸收器

小肠是消化道中最长、最重要的一段，是人体吸收营养物质的主要器官。成人的小肠大约有五六米长，可以分为十二指肠、空肠与回肠三部分。

十二指肠是小肠的最上端，上接幽门，是胃与肠管的交接处。它长约25厘米。十二指肠在消化功能方面起着重要作用，小肠内的大部分消化过程都在这里进行。胆总管和胰管共同开口在十二指肠，胆汁和胰液从这里流入小肠，参与消化分解食物。

紧接十二指肠的是空肠，再往下是回肠。成人的空肠、回肠约5米左右，其中空肠约占2/5，回肠占3/5。空肠的口径较大，愈往下愈狭小，因此，异物梗阻往往发生在回肠的末端。

小肠内壁上有丰富的肠腺，分泌小肠液。小肠液是弱碱性液体，成人每天约分泌1~3升。小肠液中含有许多消化酶，这些酶能进一步分解食糜中的糖、脂肪和蛋白质等物质，使它们成为可以被吸收的形式。

小肠的运动主要是一种向前推进的蠕动。正常情况下，小肠蠕动时推动肠内的食糜和其他液体，会发出"咕噜咕噜"的声音。如把耳朵贴在别人的肚皮上就可听到。当小肠蠕动增强时，你还可以听到自己的肠子里面也在叫。食物在小肠内的消化就是在小肠运动和小肠内消化液作用下进行的。

小肠的内壁上有许多皱襞，皱襞的表面又有四五百万个突起的绒毛，如果用显微镜观察，就像海底的珊瑚。随着小肠的蠕动，这些皱襞和绒毛也在伸屈摆动，反复地和食糜接触，并吸收着食糜中的营养物质。所以小肠又很像一个长长的过滤袋，能让人体需要的营养物质通过过滤袋上的"网眼"留下来，余下的残渣都排到大肠中去，准备排出体外。

● 趣味阅读

人体有多少种微生物

人体大约存在着200种微生物，其中约80种生活在人的口腔里。我们的身体是一座微生物工厂，每天生产出1 000亿～100万亿个细菌。在每平方厘米肠子表面上生活着100亿个微生物，而每平方厘米皮肤表面生活着1 000万个细菌。在人的牙齿、咽喉和消化道里细菌的数量最多，超过皮肤表面1 000倍。

大肠是人体的"垃圾场"

大肠是堆放食物残渣的场所。它长约1.5米，盘在腹腔内，像个大的"？"，包括盲肠、结肠、直肠三部分。

大肠的头部与小肠的尾部相接，在它们连接的交界处有一对半月形的兜子，叫回盲瓣。它的作用是使回肠中的食物残渣间歇地进入大肠，另一方面又阻止大肠中的物质返回小肠，防止细菌进入小肠。大肠的第一部分是个盲端，像个"死胡同"，叫盲肠，约6～8厘米长。在盲肠的下端，有一条蚯蚓样的突起，有5～7厘米长，这就是人们常说的阑尾。它是一个细长的小盲袋，如果食物残渣或寄生虫堵塞了它，很容易引起发炎，即阑尾炎。盲肠发炎的机会不多，平时所说的盲肠炎，实际上大多是阑尾炎。

大肠的主要作用是吸收食物残渣中的水分。由小肠进入大肠的食糜主要是一些食物的残渣，它们还要在大肠中逗留十几个小时，接受最后的加工处理。大肠吸收食糜中的水分使食糜逐渐浓缩，最后形成黏稠的粪便。大肠内的细菌能利用简单的物质合成一些对人体有用的维生素，并由大肠吸收。

大肠的运动由自律神经进行调节。粪便共进行两种运动，一种是袋状往返运动，它可使内容物做短距离位移，但不向前推进。通过此运动使内容物与大肠黏膜长时间接触，并促进水分与盐类的吸收。另一种是集团蠕动运动，它可使横结肠中的粪便向乙状结肠移动，粪便在乙状结肠中贮存直至排便。

当小肠内容物进入大肠时，即开始了大肠内的消化活动。在人类的大肠内并没有重要的消化活动，大肠的主要机能在于吸收水分以及为消化后的残余物质提供暂时贮存所。大肠的消化作用不是大肠的分泌物，而是在大肠中生存的细菌。空气和食物中的细菌经口腔进入消化道，由于结肠运动缓慢，温度和pH值合适等，使细菌得以在这里大量繁殖。细菌中含有酶，能使纤维素和糖类分解或发酵，产生乳酸、醋酸、二氧化碳和甲烷等；还可使脂肪分解成脂肪酸、甘油和胆碱等；有些细菌能使蛋白质分解成氨基酸、肽、氨、硫化氢、组织胺和吲哚等，使粪便有臭味。

结肠中的细菌还能合成微量的维生素，主要是维生素B族复合物和维生素K，对人体代谢和维持某些功能具有重要作用。所以长期的或不适当的使用抗菌素，使维生素的合成和吸收不良，易引起维生素缺乏或其他疾病。

大肠内的菌群组成在正常情况下是稳定的，微生物之间的相互作用是调节结肠固有菌群的重要因素。肠道菌群还能产生各种物质抑制其他菌种生长，甚至以此作为调节的方式控制自身生长，如大肠菌素和短链脂肪酸都具有抑制细菌繁殖的作用。

人体消化道内的细菌构成一个巨大而复杂的生态系统。消化道的细菌来自空气和食物，胃和小肠的细菌数量较少，从回肠末端细菌数量开始增多，结肠内最多。一个人结肠内约有400多个菌种，粪便中的细菌约占其固体总量的1/3。厌氧菌为需氧菌的100～10 000倍，主要菌种有革兰氏阴性厌氧类杆菌、梭形杆菌、乳酸杆菌、革兰氏阳性厌氧芽孢杆菌类、多种厌氧球菌。另外还有一类庞大的菌群，其中的大肠杆菌、变形杆菌、产气杆菌、抗酸菌和酵母菌等，在肠道内一般不致病，而且对人体很重要。

　　大肠的蠕动较弱，结肠每天只有3、4次较快的蠕动，可使粪便快速地向前移动，其中的某一次，可直接将粪便推入直肠。当粪便到达直肠后，就会引起排便的感觉。如果经常有意识地制止排便，粪便在大肠停留时间过长，就会因水分吸收过多而变得干硬，造成排便困难，若长期如此，往往会成为疾病的诱因。

胆囊都有哪些作用

　　胆囊是肝外胆道的一个部分，它的形状像梨，约鸭蛋大小，长约7～10厘米，宽约3～5厘米，可以容纳30～50毫升的胆汁。

　　胆囊位于右上腹，紧贴在肝脏下面，可以分为胆囊底、胆囊体和胆囊颈3个部分，但这3个部分之间并没有明显的分界线。底部稍超出肝的边缘，在身体表面它相当于右侧肋弓与腹直肌外缘的交界点。当胆囊发炎时，医生就会发现这个部位有压痛。体部较膨大，略呈漏斗状，渐渐变细而成为胆囊颈。颈部呈"S"状弯曲，有一个袋状的凸起，胆囊结石常常停留在此袋内。

　　胆囊颈进而延续为胆囊管，胆囊管长约3厘米，直径约0.3厘米，一般开口于肝总管的右侧，两者合并成为胆总管。胆囊管内的黏膜皱缩成螺旋状，可使胆囊管不致因扭曲而发生阻塞，从而保证了胆汁在胆囊和胆总管之间流动通畅。

　　胆囊有许多重要的功能。胆囊能贮藏胆汁，胆囊的容量虽然比肝脏1小时的胆汁分泌量还小，但正常的胆囊却可接纳肝脏半天分泌出来的胆汁，这是因为胆囊的黏膜有非常强的吸收水和无机盐的能力，能使胆汁浓缩10倍。胆囊壁内还有丰富的肌肉纤维，进食后这些肌肉会发生收缩，使胆囊内的胆汁排入十二指肠，帮助食物的消化和吸收。胆囊的黏膜还可分泌无色的黏液，这种黏液可以保护胆囊的黏膜不受胆汁的侵蚀，并像润滑剂一样，使稠厚的胆汁顺利通过胆囊管。胆囊在整个胆道系统中作用很大，概括起来有以下功能。

　　浓缩作用。胆囊是胆汁的"浓缩工厂"。正常人每昼夜可分泌800～1 000毫升肝胆汁，而胆囊容积只有约50毫升，这就需要胆囊将胆汁浓缩才能储存。刚分泌的胆汁为金黄色，呈碱性，含有大量的水分和电解质。肝胆汁进入胆囊后，由胆囊黏膜吸收，只留下胆汁中有效成分储存在胆囊内，变成棕黄色或墨绿色、呈弱酸性的胆囊胆汁。

储存作用。胆囊是胆汁的"仓库"，这就好像河流中的水库蓄水一样。肝脏所分泌的胆汁在胆囊中被浓缩的同时，又在胆囊中储存起来成为胆囊胆汁。在消化食物需要胆汁的时候，胆汁被定时排放到十二指肠，与食物混合参加消化。

排出作用。进食以后，所吃的食物尤其是脂肪和蛋白质，会刺激十二指肠分泌一种叫"胆囊收缩素"（CCK）的激素，这种激素可使胆囊强烈收缩，胆总管下段括约肌松弛，浓缩的胆汁就从胆囊中排进胆总管，再进入十二指肠。胆囊一次收缩可排出全部储存的1/3～1/2的胆汁。20分钟即可排掉储存胆汁的一半，1小时可排掉82%，这时胆囊几乎完全瘪掉了。

缓冲作用。胆囊是胆道压力的"调节站"。肝脏每天分泌出大量胆汁，而胆道的容量却有限。通过胆囊的浓缩，使胆汁量减少，这样可防止胆道压力的过度增高。胆囊壁有相当大的弹性，伸缩性极大。当发生某些疾病时，胆囊可以膨胀得很大，相对地也能避免胆道压力过高，保护肝胆管和肝细胞免受高压的反作用影响。故可将胆囊看做是胆道的压力缓冲装置，也可将其看做是整个胆道系统的安全装置。

协调作用。在神经、体液因素的调节下，胆囊和胆总管下段的奥迪氏括约肌的工作协调一致。空腹时，胆囊放松，括约肌收缩，胆总管下端完全堵住，胆汁可以畅通无阻地流进胆囊浓缩、储存。在进食以后的消化期间内，胆囊收缩，括约肌放松，胆汁即被排入十二指肠。这样一来，肝脏日夜不停分泌的肝胆汁就能够随一日三餐而间断地进入肠道。

胆汁既是消化液又是排泄液

胆汁是在胆道中流动的一种特殊的体液，由肝脏分泌产生，继而不断进入肝内毛细胆管，集聚在胆囊，最后由胆总管排到肠道。胆汁的生成过程非常复杂，肝脏产生的胆汁称为肝胆汁。肝脏不断地生成胆汁，正常成人每天由肝脏生成并分泌的胆汁大约有300～700毫升，其主要成分是胆汁酸盐、胆红素和胆固醇。随着人们的活动、饮食的质和量、以及饮水量的不同而变化，进餐时肝脏产生的胆汁比平时多得多。

胆汁味苦，肝胆汁呈金黄色，而胆囊内的胆汁因经浓缩而成深绿色。应用色谱分析、光谱分析等现代分析技术来分析胆汁中所含的成分，发现胆汁中极大部分是水（肝胆汁中水约占97%），在水中溶有许多种物质，其中包括能帮助脂肪消化和吸收的胆汁酸，以及与消化无关的肝的排泄物胆红素，胆汁的颜色就是由胆汁中胆红素的含量所决定的。此外，胆汁中含有磷脂、胆固醇、钠、钾、钙、磷酸盐和碳酸盐等，以及少量蛋白质等成分。胆汁有两大作用，一是作为消化液，帮助脂肪在肠内的消化和吸收；二是将某些代谢产物从肝脏排出。在正常情况下，胆汁中各种成分的含量保持着相对的稳定，当胆汁中各种成分发生较大的变化时，就会引起胆道疾病。

肝脏分泌的胆汁是连续的，但胆汁产生后并不能立即经胆道流入十二指肠，而是在饮食刺激下周期性的进入肠内以助消化的。平时，胆汁通过胆囊管进入胆囊，经过浓缩而在胆囊内储存，需要时经过胆囊奥狄氏括约肌和十二指肠协调运动，胆汁才能流入十二指肠，只有这种适应性的生理反应，才能满足人们一日三餐的进食习惯。

胆汁是由肝脏产生的，肝细胞不断地分泌胆汁。平时胆汁就贮存在胆囊内，当人体吃了食物后，胆汁才直接从肝脏和胆囊内大量排出至十二指肠，帮助食物的消化和吸收。据研究，高蛋白和高脂肪的食物能引起胆汁的大量分泌和排出，而碳水化合物类食物的作用较小。人体通过神经和体液两种途径来控制胆汁的分泌和排泄。

胆汁的主要成分是胆盐、胆色素等物质。胆汁中的苦味就是胆盐的缘故。胆盐是一种奇妙的乳化剂，它能使油脂乳化成微滴，与消化酶的接触面积就大大增加，更容易被消化。胆盐还能促进胰脂肪酶的活性，从而加速了脂肪分解和吸收的过程。胆色素呈黄色，它随胆汁进入肠腔后，一部分经过细菌的作用和空气的氧化作用，转变成一种褐黄色的物质，成为粪便颜色的重要来源。在发生肝病或胆道出了故障时，胆汁不能进入肠道，粪便会成为灰白色；如果胆汁成分大量进入了血液，则使"白眼球"和皮肤变黄，就是平时说的"黄疸"。

人每天吞咽580多次

咽喉是食物和空气进入人体的繁忙通道。有人作了一番统计，人的一生大约有40吨食物和34.8万立方米的空气通过口腔和咽喉。据研究，在正常情况下，一个成年人进餐10分钟大约要吞咽50次。在24小时内，一个人的吞咽次数大约为580次。因为即使不吃东西，我们也得不断地把口腔分泌的唾液吞咽进去。在不同的场合，人的吞咽频率是不一样的。坐着看书时每小时会吞咽37次。说话时唾液增多了，吞咽次数也会随之增加。一个人熟睡时，每小时会吞咽75次。

牙齿，人体最坚硬的器官

小小牙齿一般可以承受30~45千克的力量，它是人体中最坚硬的结构，也是人体工厂对食物进行机械加工的重要设备，还有协助发音和保持面部外形的作用。

人的一生中先后长两次牙。出生后6个月左右开始出乳牙，到两岁半左右出齐。乳牙有20个，上下各10个。从6、7岁起，乳牙逐个脱落长出恒牙，到14岁左右，一般已长出28个恒牙，还有4个智齿大约在18~24岁时才长出来，所以成人共有32个恒牙，上下各16个。也有人终身不出智齿，因此恒牙28~32个都是正常的。

根据牙齿的外形和功能分为切牙、尖牙、双尖牙和磨牙。切牙用来切咬食物，尖牙主要是撕裂食物，双尖牙的作用是捣碎食物，磨牙能磨碎食物。它们分工合作，共同完成咀嚼任务。

每个牙齿又可分为牙冠、牙颈、牙根三部分。牙冠是露在口腔中的部分，牙根是埋在上下颌骨牙槽内的，牙颈是牙根与牙冠之间的稍细部分，外面包着牙龈。牙冠的表面有一层白亮透明的釉质，它是人体中最坚硬的物质，硬度近似石英。牙根的外面包有一层很薄的牙骨质。牙内部的空隙叫作牙腔。牙腔中有丰富的血管和神经组成的牙髓组织。因此，当牙龋蚀(蛀牙)影响到牙髓时，会感到剧烈的疼痛。

牙周围的组织叫做牙周组织，包括牙周膜、牙槽骨和牙龈。牙周组织有固定牙齿和缓冲咀嚼力的作用。牙齿的各部分都可能发生疾病。牙龈部分容易发生牙周炎，使牙龈出血，牙周溢脓，牙齿松动；牙冠部分可以发生龋齿，给人带来痛苦。因此，青少年时期要注意口腔卫生，养成每天早晚刷牙漱口的习惯，以预防牙病的发生。

不同的牙齿具有不同的功能，但它们共同所具有的功能是咀嚼、发音、美观。

咀嚼功能。食物进入口腔后，经过牙齿的切割、撕裂、捣碎和磨细等一系列机械加工过程，并与唾液混合后送入食道。在咀嚼的过程中，食物与分布在舌黏膜的味蕾广泛接触而产生味觉；舌和口腔黏膜又可将混合在食物中的杂质异物分辨出来，加以排除，起到保护消化道的作用。如果咀嚼功能不完善，则起不到上述作用。咀嚼力通过牙根传至颌骨，可刺激颌骨的正常发育。咀嚼力的生理性刺激，还可增进牙周组织的健康。

发音和语言功能。牙齿、唇和舌参与发音和语言，三者的关系密切、牙的位置限定了发音时舌的活动范围，以及舌与唇、牙之间的位置关系，对发音的准确性和语言的清晰程度，有着重要的影响。特别是前牙位置异常，直接影响发音的准确性；若前牙缺失，则对齿音、舌面前音和舌面后音等的发音有很大影响，造成一些语音含糊不清。

保持面部美观。由于牙齿及牙槽骨对面部软组织的支持，并有正常的牙弓及咬合关系的配合，使唇、颊部丰满，肌肉张力协调，面部表情自然，形态正常；如果缺牙较多，特别是前牙缺失，则唇颊部因失去支持而显塌陷，呈现苍老面容。牙弓及咬合关系异常者，面形也会受到影响。

● 趣味阅读

心脏是怎样"工作"的

正常成人心跳平均为每分钟75次，平均每次约为0.8秒。心房收缩0.1秒，舒张0.7秒，心室收缩0.3秒，舒张0.5秒。可见，心房与心室舒张的时间都比收缩的时间长。若把收缩比作"工作"，舒张比作"休息"，则心房与心室休息的时间比工作的时间长，正因为心脏工作与休息交替进行，所以能不知疲倦地工作，直至生命的终结。

唾液，你还别小瞧

　　唾液在古籍中就被称为金津玉液，俗称"口水"，是由唾液腺分泌出来的。然而，现代科学发现，唾液蕴藏着是一个神秘的世界。

　　在日常生活中，唾液差不多全部被吞下，经胃肠道吸收入血。近年来，经过科学家的探索，发现唾液在维持人体的正常生命活动中，是不可缺少的"角色"。

　　唾液中的唾液淀粉酶能够帮助消化，唾液中的溶菌酶能杀死细菌，这是人们早已熟知的科学常识了。近年来，科学家发现，唾液还具有许多人们意想不到的"特异功能"。

　　诊病作用。唾液不仅是诊断疾病的"助手"，也是监护病人药物用量的一面奇妙的"镜子"，病人服药后，在一定时间内采集其唾液，经过分析化验，就可知道该药在血液中的浓度。更为惊人的是，从唾液中提取的某些成分，还能神奇地抵抗致癌物质。据报道，近年日本一位教授曾做过一些实验，把一些常见的致癌物质，如黄曲毒素、亚硝酸盐等，经过人的唾液处理后，再作用于细菌，结果发现细菌突变现象减少。据此，他认为，进入口腔的食物如能咀嚼30秒钟以上，就可基本上消除其中可能存在的致癌物质。

　　护理口腔。口腔里的唾液可以中和口腔中的酸，帮助牙齿再矿化，刺激唾液流量，冲洗掉口中的酸、糖、食物及其残渣。如果唾液不够的话，我们会觉得口干舌燥，很容易产生蛀牙。牙齿和其他口腔组织均处于唾液的包围中，可以将唾液看作促成或防御牙病的重要的外在环境因素；另一方面，唾液分泌的量和质的变化受大脑控制，唾液的某些成分又来自血液，故唾液的情况常常又是体内环境因素的反映。

　　防治疾病。唾液中含有免疫球蛋白、多种酶和多种维生素，对牙齿和骨骼的发育、钙磷代谢及蛋白质的合成都有一定影响，能增强免疫功能，预防疾病，同时也是人体必需的代谢活性剂；唾液中的碱性物质和黏液蛋白能中和部分胃酸，并使之发生沉淀附着于胃黏膜上形成保护膜，从而增强胃黏膜的抗酸能力，对胃溃疡的治疗有着积极作用。

　　帮助消化。唾液中99%是水，有机物主要是唾液淀粉酶、黏多糖、黏蛋白及溶菌酶等，无机物有钠、钾、钙、氯离子等。唾液淀粉酶与食物混合后能溶解食物中的可溶性成分，可对食物进行初步分解，有利于食物在胃内的消化吸收；唾液与食物接触后作用于味蕾细胞而引起味觉，使人既品尝美味又刺激食欲。正常人每天分泌 1 000~1 500 毫升唾液，起到清洁口腔的作用。

抗衰防老。研究发现，唾液中有一种激素具有强化肌肉血管、增强血管壁弹性和结缔组织活力的作用；唾液所含的溶菌酶对强烈致癌物黄曲霉素、苯并芘、亚硝胺等有很好的解毒作用。因而，唾液具有防治早衰及癌症的功效。

解毒疗疮。当有害物质进入口腔时，唾液可加速分泌，起到冲淡及中和毒素的作用，并将它们从口腔黏膜上洗掉；唾液中含有丰富的神经生长因子和表皮生长因子，能促进细胞加速生长，并聚集于损伤部位，对创口的愈合做着默默无闻的贡献。

胰腺，小器官大作用

在我们身体上腹部深处有一个非常不显眼的小器官，它就是胰腺。胰腺虽小，但作用非凡，可以说它是人体中最重要的器官之一。之所以说胰腺是人体最重要的器官之一，因为它是一个兼有内、外分泌功能的腺体，它的生理作用和病理变化都与生命息息相关。

胰腺"隐居"在腹膜后和胃的后侧，长约 15 厘米，其知名度远不如其近邻胃、十二指肠、肝、胆，但胰腺分泌的胰液中的好几种消化酶，在食物消化过程中起着"主角"的作用，特别是对脂肪的消化。

在分泌方面，虽然胰腺体积细小，但含有多种功能的内分泌细胞，如分泌高糖素、胰岛素、胃泌素、胃动素等。这些细胞分泌激素除了参与消化吸收物质之外，还负责调节全身生理机能。如果这些细胞病变，所分泌的物质过剩或不足，都会出现病症。胰腺具有分泌消化液的外分泌机能和分泌荷尔蒙的内分泌机能。

胰液通过胰管进入十二指肠。胰液中含有分解糖分的淀粉酶、分解蛋白质的胰蛋白酶、分解脂肪的脂酶等消化酶、核酸等分解酶。另外，胰腺的胰岛细胞可分泌糖代谢所必需的胰岛素、胰高血糖素、生长激素抑制素等荷尔蒙。胰岛素利用血液中的糖来创造能量，若胰岛素不足或机能下降，血糖值便会增高。若血液中的糖（血糖值）较低，则分泌胰高血糖素，促使肝脏造糖来提高血糖值。通过胰岛素和胰高血糖素，血液中的糖量可以得到一定的调节。

如上所述，胰腺具有调节食物的消化、通过荷尔蒙将糖分转化为能量的两大作用。若胰腺的功能不能顺利发挥，则无法供给各细胞营养并无法产生能量。

然而胰腺很脆弱：胰腺最害怕主人抵制不住食物诱惑，一股脑儿压到胰腺这里，增加了工作强度，那么多的高脂肪、高蛋白质的食物，胰腺压根没有能力应付，过多的油腻食物以及酒精常常使胰腺充血水肿、发炎，严重者甚至坏死，看着病人人疼得死去活来，胰腺却已无能为力。

食管并非是简单的食物通道

人的吞咽器官是由咽、食管上端括约肌（环咽肌）、食管体和食管下端括约肌组成。食管上段及相邻的结构由横纹肌构成，食管下段及食管下端括约肌则由平滑肌构成。这种完整的系统可将食物从口腔输送至胃，并可防止食物返流到食管。食管的主要功能是运送食物入胃，其次有防止呼吸时空气进入食管以及阻止胃内容物逆流入食管的作用。

食管是咽和胃之间的消化管。食管在系统发生上起初很短，随着颈部的伸长和心肺的下降而逐渐增长。某些脊椎动物的食管还可贮存食物，如鸟类胃前部食管膨大而成的嗉囊，就是暂时贮存食物的器官。食团吞咽后由咽腔进入食管上端，食管肌肉即发生波形蠕动，使食团沿食管下行至胃。食管的蠕动波约长 2~4 厘米，其速度为每秒 2~5 厘米。所以成年人自吞咽开始至蠕动波到达食管末端约需9秒。食物在食管内移动的速度以流体最快，糊状食物次之，固体最慢。水在食管中只需1秒钟便到达食管下端。人在卧位情况下，食团也能因蠕动入胃，但移动较慢。食管上括约肌是食团进入食管的第一个关口，它有两个功能：第一，防止吸气时空气进入食管，并使呼吸的无效腔（即死腔）减至最小程度；第二，防止食物返流入咽腔，以免误入气管。食管下括约肌处的内压较胃内压高，可防止胃内容物返流入食管。吞咽时，食团尚未到达食管下括约肌之前，此括约肌松弛，内压下降，并可持续 10~12 秒钟，直到食丸通过为止。如果反复吞咽，食管下括约肌将持续松弛；如果提高腹内压，食管下括约肌的内压也随之提高，且提高的程度为胃内压的

2～4倍，故胃内容物不能返流入口腔；如果胃扩张，食管下括约肌肉压下降，其屏障功能减弱，胃内气体可返流入食管产生嗳气。食物成分也影响食管下括约肌的紧张性，如蛋白质食物和碱化胃内容物可提高下括约肌的紧张性，这是由于胃泌素释放增多所致；而酸化胃内容物则降低食管下括约肌的紧张性，这是由于胃泌素释放减少所致。

● 趣味阅读

食物为什么不会进入气管

正常人（包括新生儿在内）能做到吞咽动作与自主呼吸间很好的协调。进食吞咽时，声门会自动关闭，防止食物误吸到气管内。吞咽时气管是关闭的。关闭气管的安全机构中，最重要的"部件"叫做会厌，是一块帽舌状的软骨，位于舌根之后，喉部开口之前。平时，会厌上翘使喉腔开放。吞咽时，喉头向前上方伸展，顶着会厌的基部，使会厌向下移动，封闭喉腔，把流质和固体食物挡住。吞咽之后，喉头恢复原来位置，会厌再度打开，空气又可以进入气管了。

感觉器官

视觉是种微妙的生理过程

每天我们睁开眼睛就能看到这五彩缤纷的大千世界，不管是走路、吃饭，还是看书、学习、工作，一时一刻也离不开这双眼睛，那么眼睛为什么能看见东西呢？

要搞清这个问题，首先要知道眼球的构造和功用。有人认为眼球好似照相机，确实是这样，可眼球比照相机精致多了。眼为人体的视觉器官，由眼球、视路及眼附属器三部分组成的眼球略成圆形，位于眼眶内，其直径为24毫米，由眼球壁和眼球内容物构成。眼球壁由三层膜组成。外层为纤维膜，包括前部透明的角膜和后部不透明的巩膜，组织坚韧，可维持眼球的正常形状并保护眼内组织。中层富含血管和色素，形状似黑紫色葡萄皮，故也称葡萄膜，其前部称为虹膜，中部为睫状体，后部为脉络膜。具有营养眼内组织及遮蔽、调节光线的作用。内层为视网膜，主要由视细胞和神经纤维构成，是感受光线和传导神经冲动的重要组织。眼球内容物包括房水、晶状体及玻璃体等透明组织，与角膜构成眼的屈光系统，具有通过和屈折光线的作用。

视路为视觉传导的神经通路。当视网膜接受光线刺激后，产生神经冲动，经过视神经、视交叉、视束、视放线至大脑枕叶视中枢而形成视觉。

眼附属器位于眼球的周围，包括眼睑、球结膜和睑结膜、泪器、眼外肌及骨质的眼眶。其中眼外肌除司眼球外，其他组织则以不同方式保护眼球。

眼球只是视觉器官的感受部分，完整的视器还应包括它的传导部分和中枢部分等。而后面这部分的路是很长的，大部分是在颅腔内，与大脑及其他组织密切相关。我们可以将眼球比作一个电灯泡，电灯泡所以发光，除了它本身特殊的结构和功能外，还必须有它的电源部分（发电机）、电路和传导（电线）等。否则，只有灯泡是不会自己亮起来的。

当物体上的光线透刚才讲到的角膜、房水、晶体、玻璃体时，被折射聚焦到视网膜上成一倒立的像，而视网膜上的感光细胞受到光线的刺激产生冲动，由视觉神经传到大脑即形成了视觉，也就是我们平时所说的看见东西。眼球中可以透过光线的那些结构，其作用相当于一个凸透镜，成像是反的，所以这里有个很有趣的现象，物体在视网膜上的像是上下左右全部颠倒的，但通过大脑的调节，我们感觉到的仍然是正的。可是有些幼儿大脑发育尚不成熟，调节器调节能力较弱，他们看书画时，常会把书画倒着拿。

眼睛在看东西时，只是外界的物体的影像被视神经细胞所感受。要使我们在主观上能够看到这一物体，还必须经过视神经等一系列复杂的传导，直至大脑枕叶视觉皮质中枢。经过中枢的综合分析，包括两个眼睛传来的不完全十分相同的影像综合分析以后才能完成。这与只要按动一次快门，底片上曝光一次就可以显出影像来的简单照像技术无法相提并论。

照相时，一般底片感光只是一次，但是眼睛里的视网膜却总是在连续的曝光，常常伴随到人们的生命终结。它的曝光次数一小时内究竟有多少次，是无法计算和统计的。外界环境信息的80%都是通过人的眼睛才被接受，由此可见，眼睛上这个"底片"也是照相底片所无法比拟的。

眼睛，人体最精密的"仪器"

　　眼睛是人体最精密、最灵敏的感觉器官。它由眼球和眼眶、结膜、泪器及使眼球运动的眼外肌等附属结构组成。眼球是眼的最重要的部分，近似球形，由眼球壁和眼球内容物组成。眼球壁由外中内三层膜组成。

　　外膜前 1/6 是无色透明体，叫角膜，表面有丰富的神经末梢，所以感觉非常敏锐，当外界物体接近角膜时，就会引起反射性的眨眼，对角膜起保护作用。外膜后 5/6 是乳白色的巩膜，很韧，对眼球内部结构起保护作用，我们一般叫它为"眼白"。

　　中膜又叫葡萄膜，由前向后分为虹膜、睫状体和脉络膜。虹膜在角膜后面，俗称黑眼球。虹膜含有色素细胞，随着色素的不同，眼珠的颜色也不一样。从眼前方看，虹膜呈环形，中央有圆形的空洞，俗称瞳仁，医学上叫瞳孔。瞳孔是正圆形的，边缘整齐，两侧一样。虹膜里有瞳孔括约肌和开大肌，用以调节瞳孔的大小，控制进入眼内光线的多少。睫状体位于虹膜与脉络膜之间，由睫状肌组成。睫状肌收缩时能使晶状体变凸加厚，舒张时使晶状体变薄。脉络膜是葡萄膜的最后段，含有丰富的色素细胞和血管，可以营养玻璃体与视网膜，也能遮挡光线，与照相机里的暗箱一样，进入眼球的光线可在视网膜上成像。

　　眼球壁的内膜又叫视网膜。它是一种神经组织，由感光细胞和神经纤维组成。感光细胞主要是圆锥细胞和杆状细胞，含有对光敏感的色素。外界物体射出的光经眼屈折，在视网膜上成像，构成光刺激，感光细胞受光刺激后经一系列理化变化，转换为神经冲动，再由神经把冲动传入大脑视觉中枢产生视觉。

　　在视网膜后壁正对瞳孔的地方，有一个直径 1.5 毫米的中央凹，在它周围有一小片黄色的区域，叫做黄斑。黄斑上视锥细胞特别丰富，能把图像进行精密分析，使我们清楚地看到落在黄斑上的图像。离黄斑不远靠近鼻子的一侧，有一个视神经细胞轴突会聚的小区域，叫视盘。落在视盘上的影像不会产生视觉，所以又叫盲点。盲点平时发现不了，但可以通过特殊的实验来发现盲点。

　　眼球内容物包括房水、晶状体和玻璃体。它们和角膜一起组成眼的折光系统，调节入射的光线，使它能在视网膜上呈现清晰的图像。在角膜后、晶状体前的空间充满了水样的液体，叫做房水，它有营养角膜和晶状体的作用。晶状体在虹膜、瞳孔的后方，像一个双面凸起的透镜，是眼球的主要折光结构。晶状体上没有血管和神经，但有一定的弹性，通过睫状肌的舒缩来改变凸度，调节折光程度。玻璃体是一团透明的胶状物，在晶状体和视网膜之间起支撑作用。

眼眶是容纳眼球的骨腔。眼睑俗称上下眼皮，对眼球起润滑和保护作用。泪器分泌眼泪，泪中含有大量溶菌酶，所以眼泪有杀菌和湿润眼球的作用。平时泪液分泌不多；哭泣时泪液增多，除流出眼眶外还大量进入鼻腔，好像流鼻涕，所以有人把哭得伤心时形容为"一把眼泪一把鼻涕"。

● 趣味阅读

人为什么打颤

每个人都有这样的感受：一阵寒风吹过，皮肤会绷紧，牙齿也会嘚嘚作响。你的身体在这种时候这种条件下为什么会颤抖呢？科学家揭开了这个谜团：这是因为大脑的连结系统对皮肤的温度进行监控，决定什么时候开始颤抖。颤抖是由身体自行调节的众多无意识和下意识功能的一种。其他所谓的自身稳定功能包括呼吸频率、血压、心律和体重调节。颤抖基本上是身体保暖的最后一道防线。科学家指出，颤抖能在骨骼肌中产生热量，这个过程需要相当多的能量，它通常是人体在寒冷的环境中保持体内温度的最后一个方法。

眼睛是心灵之窗

　　世界上可以辨认出色彩的动物并不多，而人类却能通过眼睛辨认出750万种以上的颜色，所以眼睛对于我们感知外界起到了非常重要的作用。通过眼睛看到物体的这种功能，被称为视觉。视觉主要是感觉到明暗、色彩、动静、远近、大小等综合知觉。在我们的视网膜中，有着可以感觉到红色、绿色、蓝色的视神经细胞，这些细胞被称作水状体。而其他的只可以感觉到明暗的细胞以固状体的形式存在。事物的色彩和亮度是由于在可见光中波长不同的电磁波给我们带来的感觉。长波长的光线被感红的神经细胞所捕捉，中波长的被感绿的神经细胞所捕捉，而短波长的被感蓝的神经细胞所捕捉。在光线充足的地方，约有650万个这样的水状体在工作，从而感应出色彩。在光线暗淡的地方，约有1.2亿个固状体在工作，它们仅仅反映事物的明暗效果，所以在昏暗的地方很难分辨出颜色就是这个原因。

　　人们都把眼睛比作心灵的窗户，也就是说人们的喜怒哀乐都可以从眼睛里表现出来。看过电影的人都知道，演员的眼睛时而东张西望，时而左顾右盼，时而上下翻飞，机动灵活。眼球为什么会如此灵活转动呢？原来在眼球的外边有6条肌肉。位于眼球内、外、上、下各有1条肌肉，分别叫做内直肌、外直肌、上直肌和下直肌，在上直肌和下直肌的深层，又各有1条斜着走行的肌肉，叫做上斜肌和下斜肌。这6条肌肉在中枢神经的支配下，既互相配合，又相互制约，使眼球能够围绕中心轴随意上下、左右、内外转动。

　　眼睛可以反映人的情绪、态度和情感变化。情绪变化首先反应在瞳孔变化上。情绪由中性向愉悦改变，瞳孔会不自觉变大；对使人厌恶的刺激物，瞳孔明显缩小。瞳孔的变化属微身体动作，它传达的信息难以用意志来控制。一般说，瞳孔放大传达正面信息，缩小则传达负面信息。例如，表示爱、喜欢或兴奋瞳孔就会放大，表示消极、戒备与愤怒，瞳孔就会缩小。在商店，当你对一件物品心动时，服务小姐就会恰到好处地走上前向你推销，其判别的依据就是你喜欢一件东西时，眼睛就会不自觉地放光。热恋之人为何会含情脉脉呢？对眼神的观察会让你豁然开朗。只要细心观察瞳孔的变化，即可了解当事人对某些事物的感受；不管他们怎样说，也隐瞒不了真情。观察瞳孔变化有很多用途。有些魔术师玩纸牌魔术可能并不高明，但无论暗插的是哪一张牌，他都能说出来，因为插牌者看见他翻到那张牌，瞳孔就会扩大。

● 趣味阅读

眨眼的速度有多快

眨眼是一个复杂的生理和心理过程，其频率因人而异。例如，有一部分人眨眼就要比其他人来得快。根据专家的说法，一个人眨一次眼平均历时约50~75毫秒。不过，不要试图自己测量眨眼的速度，因为眨眼的功夫，你可能连精确地读出时间都来不及。但大致可以统计出，一个人一年平均眨7 884 300次眼。一般正常人在读任何东西的时候都会断断续续地眨眼。换言之，在阅读这段文字的时候你已经不由自主地多眨了几次眼。在与人交谈时，你每分钟大约眨15次眼；而在阅读时，你每分钟大约只眨6次眼。研究还显示，驾车行驶在高速公路上时，眨眼的次数多于行驶在城市道路上。

"双眼视觉"有利于还原世界

头部保持不动，闭上右眼只用左眼观看，这时候你只能看到正面的和偏左侧的景物。再把右眼睁开，观察范围就会变大。一只眼的观察范围大约是150度，而两只眼的观察范围就接近180度。

可是把人的观察范围和兔子比较，就会发现兔子的观察范围比人大得多，几乎是360度。它不用转头，也可以看到后面的东西。这是由于兔子的眼睛分别长在头的两侧。而人的两眼观察范围有很大一部分是相互重叠的，这正是人眼的优点。是人类在长期进化过程中，适应外界环境而形成的特点。

两只眼睛有共同的观察范围，这叫做"双眼视觉"。双眼视觉有什么优点呢？下面这个小实验可以帮助你了解。

两眼并用，把一根线穿进针鼻是很容易的。如果闭上一只眼穿针，那就非常困难了。线不是穿在针鼻的前面，就是穿在针鼻的后面，总也穿不进去。这是因为，单凭一只眼睛，我们就判断不出针和线的实际距离。下面这个小游戏，也可以帮助你了解双眼视觉的优点。

把一个玻璃瓶立在桌子上，在瓶口上放一个乒乓球。然后，用手蒙上自己的一只眼睛，从远处走过来，用手指自上而下轻轻地按一下乒乓球，看看谁的动作迅速而又准确。连续几次你就会发现，这样简单的事情竟不容易做得到。

人只有同时使用两只眼睛，才能准确地判断物体的前后距离。当你用两只眼睛同时看一件东西的时候，你就会自动地转动眼球，把两只眼睛的视线对准这个物体。物体越近，两个眼球就转动得越厉害，两眼视线的夹角越大。转动眼球的时候，眼球肌肉的紧张程度会产生一种信息传到大脑中去。大脑就像一架灵巧的电子计算机一样，根据过去的经验立即判断出物体距我们有多远。

双眼视觉在生活中有重要意义，我们进行精细复杂的工作，都要依靠良好的双眼视觉。有的工人一只眼睛有毛病（斜视或弱视），生产中就可能出废品，甚至出事故。

当物体距你比较远的时候（比如说超过了15米），物体到两眼视线的夹角就很小了，因为两只眼睛之间的距离只有6~7厘米。在这种情况下，再依靠两只眼睛视线的夹角来判断距离就不准确了。不过，这时候大脑往往会依据另外的一些生活经验，例如：物体越远看上去越小；远处和近处的物体颜色不同，光线的阴暗不同；甚至物体的影子和运动速度都能帮助人判断物体的距离（当然，在判断近处物体距离的时候，这些因素也在起作用）。

如果要准确地判断远处目标的距离，想在人的脸上把两眼的距离拉大，这是根本不可能的。但是办法还是有的：可以用两个人代替两只眼；也可以使用光学仪器，就是海军用的观测仪器，使用它可以测定出远处军舰的位置。仪器上的两个镜头相当于人的两眼。它们的距离越大测得越准。

可是，如果用这种测距仪来测定月球和地球的距离就又不行了。为了测定月地距离，就要把两只眼睛的距离再拉开几百到几千千米。科学家们首先测量出月地距离，他们的办法就是一个人在欧洲的柏林，一个人在非洲的好望角，两人同时观测。这相当于一只眼睛在柏林，一只眼睛在好望角，两只眼睛拉开了一万多千米。

测量离我们地球更远的恒星的时候，就要把两只眼的距离拉开得更大些，天文学家则利用地球公转轨道的直径（地球和太阳的平均距离是

1.4960×108 千米）作为两眼的距离。怎样把两只眼睛分开这么大的距离呢？这似乎是不可想象的事，但是科学家们想出了一个巧妙的方法。这个方法并不复杂，假如在某一天用天文望远镜观察了一个恒星的位置并且记录下来，等地球公转半年后再观察它一次，比较两次的观察结果，就可以计算出距离我们有多远。当然，这种测量要非常细心，并且要有非常精密的仪器。

眼泪不可不流

俗话说："人到伤心才落泪"，人在极度悲伤时常会"泪如泉涌"，心情激动时也会"热泪盈眶"，高兴得捧腹大笑时，同样会"两眼泪花"。许多外界因素及精神方面的刺激，如风沙、强光、疼痛、异物刺激等都可使人流泪。这么多的眼泪究竟从哪儿流出来的呢？原来眼睛有专门制造眼泪的"工厂"——泪腺。

在眼眶外上角的骨凹里有一个泪腺窝，眶部泪腺就位于这个窝内，睑部泪腺位于眶部泪腺的下方，在穹窿结膜处可清楚显示。在正常情况下，泪腺分泌的泪液很少，在白天16小时内，可以分泌0.1~0.6毫升，仅仅用来湿润结膜及抵消眼球表面水分的蒸发。在闭眼睡眠的状态下，泪腺的分泌则完全停止。一个健康人，每年大约要分泌出1 000毫升的眼泪。眼泪分泌过多或过少都是不正常的，泪水过多不但会给人们工作、生活带来麻烦，而且由于折光作用，在一定程度上也影响视力。泪水过少或无泪，常常会使眼球干燥，角膜混浊，称为"干眼症"。人们在生活中有这样的体会，眼泪流到嘴里会尝到一种咸涩味，这是怎么回事呢？原来眼泪的成分中98.2%是水，1.8%是固体，呈弱碱性。固体中除了蛋白质以外，还含有无机盐等。蛋白质可降低泪液的表面张力，盐分可维持一定渗透压，使眼泪能够均匀地分布在眼球表面，形成一层透明而光滑的保护薄膜，称为泪膜。它不但能湿润眼球，还可以提高角膜的光学性能。

概括起来说，眼泪的作用有3个：

冲洗和稀释作用。眼睛眯入灰沙或崩进异物时，大量眼泪就会从泪腺分泌出来，好像汽车前面玻璃窗上的"刮水器"一样，起到冲洗和稀释作用，以保护角膜和结膜不受损伤。

润滑作用。泪液在角膜表面形成一层6~7微米厚的平滑的液体薄膜，它不但可使眼球表面保持湿润，滑润眼睑与眼球的接触，使眼球转动灵活自如，还可以使角膜表面更加光滑细腻，从而减少散光，改善其光学特性。

杀菌作用。在泪液中，含有多种特殊的杀菌物质——溶菌酶，能够破坏细菌的胞壁，使细菌溶解死亡。另外，泪液中还含有乳铁蛋白和免疫球蛋白等，都具有抗菌和抑菌作用。

● 趣味阅读

指甲为什么会长个不停

指甲是由硬角质蛋白组成，由表皮细胞演变出来的。表皮细胞从出生到死，一直都在新陈代谢，只要有新的角质蛋白产生，就会把指甲往外推，所以指甲就会一直长个不停。尽管指甲不停地生长，但它的生长却会受很多因素影响。同是手指，中指总是比其他各指的指甲长得快些，小指则慢些。新生儿的指甲长得较慢，青壮年时期长得最快，到老年时重又变慢了。

眨眼睛是一种自我保护

正常人的眼皮，每分钟大约要眨动15次。眨眼对眼睛有好处：首先，它可以起到清洁和湿润眼球的作用。其次，眨眼睛可以起到保护眼睛的作用。当风沙或飞虫接近眼睛的时候，眼皮会自然眨动，这就挡住了沙粒和虫子。当你感到眼睛疲劳的时候，眨几下眼睛就会觉得舒适一些，这是因为眨眼睛的一瞬间，光线被中断，这就让眼睛得到了短暂的休息。

有的人特别爱眨眼睛，造成眼睛过于劳累，从而影响视力。产生这种毛病的主要原因是：由于患有某些眼病，眼睛为减轻不舒适的感觉，只好加快眨眼睛的频率，时间一长就养成爱眨眼的习惯，等眼病治好了，仍然留下了爱眨眼的毛病。

爱眨眼睛并不是病，如果没有不舒适的感觉，就不需要治疗，只需尽量减少眨眼的次数，过一段时间就会好转。如果在爱眨眼的同时，还有怕光、流泪、视力下降等症状，就应及时到医院诊治。

先做个测试，掐着秒表记录，看看你最久能坚持多长时间不眨眼睛？恐怕不会超过2分钟吧？这是为什么？

在你的眼睑上，"忽闪忽闪"的那是什么呢？对了，是眼睫毛！我们知道眼睫毛是用来挡灰尘的，可是，当小飞虫或是其他什么东西突然袭来，眼睫毛抵挡不住了该怎么办？不用急，这时眼睑眼皮就放下来了。这就是眨眼的第一个原因——用来防范对眼睛的意外伤害。

说到第二个原因，让我们先来了解一下眼泪的知识：眼泪是由泪腺产生和分泌出来的，是一种弱碱性透明液体，其中98.2%是水，其余为少量无机盐和蛋白体，还有溶菌酶、免疫球蛋白A、补体系统等其他物质。因此，眼泪能起到湿润、清洁和保护眼球结膜、角膜的作用。这么好的"眼睛保养剂"怎么使用呢？每次眨眼睛的时候，通过眼皮的开合，眼泪就被均匀地敷布在眼球表面，也是我们平时眨眼睛的最主要原因。

眨眼是一种快速的闭眼动作，称为瞬目反射。通常分为两种，一种为不自主的眨眼运动，另一种为反射性闭眼运动。不自主的眨眼运动，除炎症及疼痛刺激外，通常没有外界刺激因素，是人们在不知不觉中完成的。据统计，正常人平均每分钟要眨眼十几次，通常2～6秒就要眨眼一次，每次眨眼要用0.2～0.4秒钟时间。不自主眨眼动作实际上是一种保护性动作，它能使泪水均匀地分布在角膜和结膜上，以保持角膜和结膜的湿润。眨眼动作还可使视网膜和眼肌得到暂时休息。这种不自主眨眼动作的起因，目前还不太清楚，有人认为是人类高度进化的表现。反射性闭眼运动是由于明确的外界原因通过神经反射引起的。

● 趣味阅读

为什么洋葱使人流泪

当你把洋葱细胞切破，它会释放出一种可生成刺鼻的气体的酶。这种气体与眼睛接触后，迅速与眼泪发生反应，产生浓度适中的硫磺酸。这种酸对眼睛产生刺激，促使大脑给眼睛里的泪腺发出信号，命令它们生成更多液体，把硫磺酸冲出来。你切碎的洋葱越多，生成的刺激性气体也就越多，因此你流出的眼泪也就会更多。如果切洋葱前先把它放入冰箱冷冻一会儿，能把它的刺激作用降到最小，减少流泪。低温抑制了酶的释放速度。这种酶主要集中在洋葱根部，因此尽量晚切洋葱这个部位，能有效减缓和减少流泪。

我们究竟有多少感觉

我们人类的感觉很多，例如各种听觉和各种视觉，而每一种感觉并非都是独立存在的，在很多的时候我们会同时感受到很多的感觉，这时我们感觉就会像电波一样存在各种或适应，或是对立的情况。例如，到电影院去看美国大片，你会发觉很有光影效果。但看完以后出去的时候，又会觉得非常刺眼，这是因为你的视觉感觉已经被电影院同化了。再比如，你看那些利用错觉来迷惑人的图片的时候就会发现，自己的视觉很容易的被两种视觉干扰了，这也就是错觉了。味觉、视觉、听觉、嗅觉和触觉，这是我们为自己的感觉做的统计，而实际上我们的感觉远不止这5种。

感觉有多种。在某种程度上，答案取决我们如何对感觉系统分类。例如，我们可以按刺激物的特性把我们的感觉分为3类，而不是5类——化学的（如味觉和嗅觉）、机械的（触觉和听觉）和光学的（视觉）。某些动物还有电感觉或磁感觉。

但我们可以很容易地对其进行进一步细分。我们可以将"感觉"定义为由一种专门的细胞构成的系统，这些细胞对特定的信号作出反应，然后传输给大脑的指定区域。例如，味觉可以被看作6种而不是一种感觉——甜、咸、酸、苦、辣和鲜味（谷氨酸盐的味道）。这种味觉使我们能够品出肉的味道。视觉可以被看成一种感觉（光），或2种感觉（光和色），或4种感觉（光、红、绿、蓝）。神经学专家按疼痛的位置将痛觉分为皮肤的、肉体的和内脏的。

很多人能够感到体温、血压、关节位置（本体感觉）、身体运动（动觉）、平衡以及膀胱鼓胀、腹中空空或口干舌燥，但人体内还有其他监测系统，我们却永远都感觉不到，全然不知。虽然这些很有趣，但感觉本身其实并不重要。当我们讲到感觉的时候，我们指的其实是主观感受。主观感受是指大脑向原始的感官数据添加的"附加值"。感受远不止是感觉的混合，它还包括记忆、经验和更高层次的信息处理。

感觉和感受。你所听到的与两只耳朵所收到的声音的简单累加并不等同，你还听到了更多的东西。各种各样的处理机制发挥作用，某些机制使大脑能够分辨声音传来的方向。某些更为复杂的机制能使我们在聆听一种声音的同时自动过滤另外的声音。例如，在著名的"鸡尾酒舞会现象"中，我们在与人交谈时会忽略外界一切声音，但当别人提到我们的名字时，我们能够迅速转移注意力。这说明我们总是在"听"周围的声音，但不总"听"见，除非这个声音突然变得有意义。

再比如奇特的联觉现象，即各种感觉混淆的现象。最常见的形式就是把声音、字母、数字或词语当成颜色。他们可能会谈起香味的结构或是不同字母的味道。这些都告诉我们，感觉不是首要的，我们真正体验到的是感受。

大脑的功能很有可能就在于"混淆感觉"，从而形成感受。有越来越多的证据表明，大脑中不同感官区域之间相互干扰的混淆作用比我们想象严重得多。如果我们在看到一件物体的同时听到了相关声音，可能更轻易地察觉或分辨它。如果我们看到的唇形与所说的不符，甚至可能认为听到了别的东西。对偏头痛的患者来说，气味可以引发头痛。

科学家研究认为，人类至少有 21 种感觉，可能还有更多。有些普遍被称作"感觉"的东西——失落感、"第六感"其实和感觉无关，但昼夜生理节奏系统却应该归为感受。

鼻子的嗅觉功能

人类的鼻子有两大功能，一是用来呼吸，二是作为嗅觉器官。在我们的日常生活中，嗅觉的作用不可缺少，比如说在我们的眼睛和耳朵还没有发现问题以前，鼻子就闻到了焦糊味，因而引起了对火灾的警觉。有些东西我们拿在手上看看、听听，还不能认识它，用鼻子一闻就解决了。有些鼻子经过特殊训练的人，辨别的能力非常惊人，如香水香精工业中的有些技师，可以说是闻气味的专家，他们用鼻子就可以辨别出许多种香味，评定它们的好坏。品评茶、酒、咖啡等质量的技师，除味觉以外，嗅觉也非常灵敏，这样才能胜任工作。此外，嗅觉还可以增进食欲，用鼻子嗅到了食物的香味，就会刺激食欲。

鼻腔与颅脑只有一板之隔，而且是层多孔的筛板。嗅觉感受器就位于鼻腔的顶部、筛板的下方，其中的嗅细胞就是双极神经细胞。向外周突出的一极叫嗅树突，其末端呈圆形，叫嗅小胞。它向外伸出许多嗅毛或叫嗅纤毛。嗅细胞的向心极就是轴突，穿过筛板的小孔进入颅内与嗅球内的第二级感觉神经细胞联系，可将嗅觉冲动一直传入高级中枢。

尽管人们早就知道了嗅觉的敏感度，只要在1升空气中含有亿分之一毫克的麝香，人就能嗅到，但是鼻子对各种气味的高度分辨力还是近几年才被揭示的。研究人员们发现，人类可嗅出1万多种气味，其奥秘就在那嗅小胞与嗅纤毛上。这些结构上分布着许多蛋白质构成的微接受器，每个微接受器只负责采集一种相应的气味分子。这一点正像耳窝中的毛细胞分别接受不同频率的声波一样。人类以往只发挥了耳朵鉴赏音乐的功能，却未能充分自觉地享受鼻子体验气息的乐趣，实在太可惜了。

当然，也有些聪明人偶尔利用过鼻子的特殊功能达到"石破天惊"的效果。据说，当年茅台酒首先摆上国际酒类博览会的展台上时，因其包装粗糙，几天之内受人冷落。这时一位聪明经理故意让一酒坛滑落地上打碎，顿时酒香四溢，刺激了与会人群特殊的嗅觉接受器，从千万种名酒中，分辨出了茅台酒气味的异香高雅，而使其闻名遐迩。

近年研究进一步肯定了鼻子对外激素的辨别依然敏感。所谓"外激素"是指由专门腺体分泌，运动个体之间借着嗅觉互通信息的化学物质，尤其对哺乳动物的性行为有重要影响。以往认为人类的嗅觉已经退化，而近年在巴黎举行的外激素研讨会上，许多学者论证了人类的外激素侦测能力依然建在，鼻子的这一功能可能正是亲情莫逆、家庭和睦、夫妻恩爱的无形纽带。人类的嗅觉功能不如其它哺乳动物敏感，嗅区黏膜仅约10平方厘米。成年人嗅区黏膜又较儿童为少。据科学家们估计，人类能分辨出的不同气味较多，约达2000～4000种。

近年来，人类开始利用不同气味直接影响自己的行为，如用薄荷气味使人的精力集中；用香草的气味去缓解手术台上病人的紧张情绪。美国通用汽车公司则采用一种令人头脑清醒的气味，以使司机能全神贯注地驾驶车辆，而避免肇事。人类充分调动自己的嗅觉功能，达到更高层次愉悦和享受的时日不会太远了。

嗅觉是衡量一个人鼻部健康的重要标志。当一个人患有感冒或慢性鼻炎，造成鼻黏膜肿胀、嗅沟阻塞，或因萎缩性鼻炎致使嗅区黏膜萎缩，或颅前窝骨折等均可影响嗅觉功能，造成嗅觉减退或丧失。当然，多数情况下嗅觉减退是可逆的，经过积极治疗可以恢复正常功能。

耳朵的听觉功能

我们平常所讲的耳朵，实际上只是听觉器官突出于头部表面的部分，医学上叫做耳廓。单凭这两个耳廓是绝对听不到声音的，听觉器官中更重要更复杂的部分都藏在头的内部，从表面上看不出来。人耳可分外耳、中耳及内耳三部分。

外耳包括耳壳和听管。人的耳壳不能转动，故在辨别声音的方向以及收集音波等方面，不如其他哺乳动物灵敏（哺乳动物通常能转动耳壳以收集声音）。听管内有脂腺的分泌物，管壁内层有毛，两者皆可阻止异物入耳。

中耳与听管交界处有一薄膜，称为鼓膜，由外耳传来的音波可以振动鼓膜。中耳为一小空腔，横越中耳腔有3块听小骨，依序为锤骨、砧骨和镫骨，彼此前后衔接。由外耳传来的音波振动鼓膜后，便可经由该3块听小骨而向内耳传递。中耳腔内有空气，其下方有一耳咽管与咽腔相通，该管与咽腔相通处平时关闭，但在咀嚼或吞咽时便会打开，容空气进入中耳，以平衡鼓膜内外两侧的气压。耳咽管的关闭，可以阻断自己的声音由咽喉部直接经耳咽管进入耳，否则声音仓太大。假若病菌自耳咽管进入中耳，便会引起中耳炎。

内耳与中耳相接处亦有薄膜，中耳内的镫骨便与此薄膜相接。内耳为复杂而曲折的管道，故亦称此管道为迷路。该管道分耳蜗、前庭和3个半规管，管内充满淋巴。耳蜗和听觉有关。耳蜗内有听觉受器，由中耳传来音波之振动，会振动耳蜗内的淋巴，于是刺激听觉受器而产生冲动，再由听神经传至大脑皮层而产生听觉。

这里要重点讲讲听力的重要器官耳蜗。耳蜗是一条盘成蜗牛状的螺旋管道，内部有产生听觉的装置，医学上叫做基底膜。基底膜上大约有2.4万根听神经纤维，这些纤维上附载着许多听觉细胞。当声音振动波由听小骨传导到耳蜗以后，基底膜便把这种机械振动传给听觉细胞，产生神经冲动，由听觉细胞把这种冲动传到大脑皮层的听觉中枢，形成听觉，使人能听到来自外界的各种声音。如果传导声音的鼓膜和听小骨发生损伤，就会使听力下降，医生叫它为传导性耳聋；如果耳蜗、听觉中枢或与听觉有关的神经受到损害，听力也会降低甚至丧失，称之为神经性耳聋。

所谓声音，实际上就是一种振动的波，我们称它为声波。声波从外界收集到耳内以后，振动了鼓膜和3块听小骨，鼓膜是中耳的一部分，中耳的作用是通过鼓膜的振动，将声波继续向内传导，同时中耳还有使声音扩大的作用。内耳是听觉神经最末梢的部分，是感受声音用的；中耳传来的声波刺激听神经的末梢，使之兴奋，经过听神经传至大脑后，就能分辨出各种各样的声音。所以，耳朵听见声音是通过耳廓将声音收进来，经中耳的扩大和传导进入内耳，由内耳感受声波，经听神经传至大脑而感觉为声音。

我们人类的听觉范围是有限的。声波由赫兹（Hz）来度量，人讲话的频率范围为85Hz～1 100Hz。多数年轻人的听力范围为20Hz～20 000Hz，这个范围比狗和蝙蝠的听觉范围要小得多。人的听觉范围到中年以后会变得越来越小，所以上了年纪的人多数听力会下降。

人耳的"势力范围"

我们生活在声音的世界里，声音无时不有，无处不在。而且，我们周围的空气在做永无休止的无规则运动，这就使空间各处的气压不断地发生变化，这些气压的变化也产生微弱的声波。这样，我们的耳朵会不会淹没在永不停歇的一片噪音之中，永远不知道什么是安静呢？好在我们的听觉有一定的限度。从接受声音的频率来看，我们人类能听到的声波是频率范围为20Hz～2 000Hz的可闻声波。低于20Hz的次声波和高于2 000Hz的超声波我们都听不见。

然而，每人的听觉限度不同，尤其以年龄不同而差异显著。儿童听来非常热闹的世界，老年人却觉得是沉寂的。从声音的强弱来看，声强低于闻阈10～12W/m和高于触觉阈1W/m2的声音我们听不到。可见人耳对声音强弱的感受也是有限度的。

另外，我们的知觉还可以暂时与对声音的感受分离，放过一些"经过耳边"的声音，把它们当作"耳旁风"不予理会。比如，当我们注意看书时，并没有"听见"桌上座钟的嘀嗒声。但是，一旦有我们感兴趣的声音即使它比其余的声音都弱，我们也会立即听到它。母亲可以在很强的噪声中熟睡，但当孩子头一声哭泣的时候，她会立即醒来。

尽管各种音频技术有了很大的进步，但是必须时刻考虑到我们耳朵的很多局限性。人耳可以听到20Hz～2 000Hz（20KHz）的声音。我们对于1 000Hz～4 000Hz范围内的声音比较敏感，一般人们互相对话时就是用的这个频率范围。20 000Hz以上的声音称为超声波。

许多动物能听到超声波，例如狗能听到高达35 000Hz的声音，这就是为什么当你吹一个狗哨时，你自己什么也听不见，因为狗哨的振动频率太高了，送到耳朵里以后起不了反应。

在医学的领域里超声波得到了广泛的应用，医生们用超声设备检查心脏的不正常情况，检查血栓或肿瘤。医生们也用超声设备治疗不灵活的关节、检查未出生的胎儿的情况以确保一切正常。

低于20 Hz以下的称为亚声波，地震时会自然地产生亚声波。立体声设备的技术规格表里经常提到声音的动态范围，有的公司夸口说他们设备的动态范围达到90dB以上。因为dB是用对数来衡量的，一个90dB的动态范围意味着比通常的最柔和的声音要响30 000倍。当着你演奏乐曲的响度从很柔和到很响时，动态范围这个特征就是很重要的；经典音乐，尤其是交响乐作品，就是需要有很宽动态范围的实例。随着CD（光盘）的推广使用，动态范围这个术语使用得越来越频繁了，因为CD与大多数磁带和塑胶唱片不同，它的动态范围可以做得相当宽。

当我们没有很好地用防护设备保护耳朵时，听到的声音响度不要超过一定的范围。虽然中耳里面的锤骨和镫骨能够帮助减弱声音的响度，但是对于突然出现的噪声起不了保护作用，例如离你耳朵很近的地方的鞭炮爆炸。经常听很响的声音会使耳朵受到永久性的损伤，这就是为什么在机场跑道附近工作的人经常佩戴特殊耳机的缘故，如果不戴此类耳机，飞机的噪音能很快把他们的耳朵振聋。

人类的听觉不错，但是很多动物的听觉更好。人一生中儿童时期的听觉最好，能听到从20 Hz～20 000Hz范围内的声音，成年人一般只能听到17 000Hz以下，甚至更低。声纳是人类第一次应用超声波，是装在船上用来探测水下诸如潜水艇一般目标用的设备。它的工作原理是根据发送出去的高频声波和检测到的回波之间的关系。这个过程称为回声定位，与蝙蝠飞行或海豚游泳过程中寻找食物和避免碰撞目标的原理一样。

有许多潜在的高分贝声源，虽然你只听到这些声音的一小部分，但是最好避免长时间地听高于90dB以上的声音。记住，短时间的强声音可能伤害你的耳朵。例如，突然的气锤爆破声可能会和听一晚上吵闹的摇滚乐的伤害程度相同。

● 趣味阅读

耳朵一生都在生长

　　根据英国皇家全科医师学会的一项研究，人从生到死，外耳确实一直在生长。按照比例来说，刚出生时耳朵与小小的凸起物相比，它是人体最大的特征。10岁以前外耳生长迅速，10岁后生长速度放慢，每年大约长0.22毫米。其他研究显示，一生中耳垂也一直在生长，而且男性的耳垂比女性的更长。然而由骨骼和软骨构成的耳道在晚年会停止生长。

舌头虽小却尝遍人间滋味

　　舌，通常叫做舌头，位于口腔中。主要由横纹组成，表面覆盖一层黏膜，有搅拌食物、把食物送入食管及辨别味道的功能，同时也能辅助发音。舌表面有一层薄薄的白色舌苔，人如果生了病，舌质和舌苔的厚薄与颜色都会发生变化。观察这种变化是中医"望诊"的重要内容。舌头呈长椭圆形，由黏膜、肌肉与血管、神经组成，长不足9厘米，重约50克。上面称为舌背，下面叫舌腹，前2/3为舌体，后1/3为舌根，中间以人字沟为界。舌腹正中有一根筋膜叫舌系带，长度是否正常与吸吮、咀嚼和说话等均有关联。

　　虽然舌头的结构如此简单，但生理作用却很大，除了参与咀嚼、辅助说话外，主要生理使命就是感受人间五味。可以说，味觉就是舌头的灵魂。

　　舌头之所以能辨识酸甜苦辣咸，全赖于舌背黏膜上的乳头。乳头里有一种花蕾一样的结构，叫做味蕾，医学上称为味觉感受器，一个成人共约5000个味蕾，主要分布于舌的侧缘与舌尖部，其他部位如舌下黏膜、唇与颊黏膜以及软腭、咽等处则很少。

　　研究发现，味觉还有分工，如舌尖对甜味最敏感，舌根对苦味最灵敏，舌两侧后半部则对酸味最敏感，对咸味最敏感的当推舌尖与两侧的前半部。另外，味觉对不同味道的感受能力也不一样。比较起来，人对苦味的感受能力最强，溶液中只要有一点点的苦味物质就能品尝出来，可能与原始人为了识别有毒物质而长期积累的经验有关，是出于一种本能的选择。其次当数酸味，酸味物质只要达到2%的浓度就能感受到。对甜、咸两种味道则稍嫌迟钝，前者（如蔗糖）能被感知的最低浓度为5%，后者(如食盐)则需要2%的浓度。这也是为什么尽管医学专家忠告人们口味过重有害健康，但人们烹调时仍爱添加较多食盐或食糖的原因所在。

　　另外，年龄不同味觉也不一样，总的规律是随着增龄而灵敏度下降。在人的一生中，儿童与青少年时期味蕾数量最多，分布最广泛，以后多达2/3的味蕾逐渐萎缩，味觉功能下降便成必然。到了老年，味蕾数量降到低谷，如果又患有心脑血管病，引起舌头微循环障碍，代谢减慢，味蕾萎缩加速，味觉更不敏感。至于糖尿病、萎缩性胃炎、维生素缺乏、内分泌失调、舌乳头萎缩等患者，味觉也会受到影响。故老年人胃口滑坡既有生理上的原因，更是某些疾病作祟的结果，积极治疗这些疾病，可望获得一定程度的改善。

　　除了感觉五味外，人类的舌头还能产生其它味感，如涩感、粉末感、烧灼感、油腻感、黏稠感等，不过这几种感觉并非单纯依靠味蕾来获得，而是借助于嗅觉、触觉来完成的。此外，温度对味觉感受也会施加影响。一般来说，味觉感受器对味道的分辨力和敏锐程度以10摄氏度~40摄氏度为好，30摄氏度为最佳。由此提示我们，要让饭菜保持最佳风味，不仅要把握好烹调温度，还要抓住适宜的进餐温度，过凉过热都不好。

● 趣味阅读

人的感觉

　　感觉是事物直接作用于感觉器官时，对事物个别属性的反映。人对客观事物的认识是从感觉开始的，它是最简单的认识形式。例如当菠萝作用于我们的感觉器官时，我们通过视觉可以反映它的颜色；通过味觉可以反映它的酸甜味；通过嗅觉可以反映它的清香气味，同时，通过触觉可以反映它的粗糙凸起。由此可见，人类是通过对客观事物的各种感觉认识到事物的各种属性。

皮肤，人的多功能"外衣"

皮肤由表皮、真皮和脂肪层三部分组成，是人体的第一道防线和多功能天然外衣，对人体健康有着重要贡献。皮肤的神奇作用很多，归纳起来有以下几个作用。

第一，保护作用。皮肤的作用是覆盖身体而保护内脏，同时角质层也具有防止细菌侵入的作用，而皮肤表面的皮脂膜则具有防止细菌繁殖的功用，正常的皮肤经常接触细菌等微生物，在健康情况下不发生感染。除皮肤面上的毛囊口是相对的弱点外，一般说皮肤具有抵抗细菌侵袭能力，这与正常皮肤的酸性反应有关。皮肤表面上形成的"酸性膜"，不利于细菌、霉菌和病毒的生长和繁殖。对于光线或紫外线由红细胞及黑色素来吸收，可防止紫外线直接侵入体内，皮肤也能保护内脏免受物理刺激，即使受到轻微的伤害也能使之恢复。

第二，调节体温作用。皮肤是热的不良导体，既可防止过多的体内热外散，又可防止过高的体外热传入，对维持机体正常功能所需要的较为恒定的体温起着十分重要的调节作用。如果外界温度与体温有过大差异时，皮肤就无法达到完全绝缘作用。若温差并不过大时，则由真皮中血管的血液以其流动的大小来加以调节（不过其流动情形仍由神经所控制）。外界温度若比体温低时（低于正常体温36摄氏度～37摄氏度），血液的流动量减少，皮肤表面收缩，防止热气散发，此时血液仅够供给皮肤细胞的营养。若外界温度比体温高时，血液的流动量可能增加至百倍，使血管膨胀，皮肤变成红热，汗腺分泌大量汗液至皮肤表面，而使身体凉爽。

第三，分泌排泄作用。皮肤会分泌汗水和皮脂，皮脂膜会带给皮肤表面湿润和光泽，并使毛发光滑，虽然汗水的大部分是水分，但同时也有尿素、氨、脂肪等排泄物来辅助肾脏的功能，另外还具有排泄碘、溴、砷、汞等药物的作用。皮脂排泄受年龄与性别的影响，青春期性腺和肾上腺产生的雄性激素使皮脂腺增大，皮脂的形成也增多，到青春期后一段时间内比较稳定，到老年时又有下降。女性在停经后皮脂的排出明显减少。

第四，知觉作用。感觉功能是神经系统的，皮肤内含有很多的神经末梢，分布于表皮、真皮和皮下组织内，使我们具有"痛、触、冷、热、压、痒"等感觉，这些不同的刺激各由不同的微小感觉器接收而传至大脑，但每种感觉器的数目不同，而且分布在全身各部位的密度也不一样；密度越高的地方，感觉越敏锐。当皮肤感觉到冷或热时，身体就会发挥调节的功能。触觉还可以使人了解一些东西的形态。不要小看这些感觉，当环境变化或外界刺激对身体产生不利影响时，这些感觉就好像身体的预警机制，及时提醒我们采取措施，防范各种侵害。借助于皮肤的感觉作用，并与其他感觉器官配合，人类才能进行正常的生活。

第五，呼吸作用。人的全部皮肤都能进行呼吸，呼吸最旺盛的部位是胸部、背部和腹部的皮肤。值得注意的是这些部位的皮肤，在呼吸方面的功能比肺的呼吸功能还要强，把一部分肺和相当的一部分皮肤加以比较就会发现，通过皮肤吸收的氧气比通过肺吸收的氧气要多28%，皮肤排出的二氧化碳比肺排出的要多54%。用皮肤呼吸虽然好，但因为皮肤的总面积尚不到2平方米，而肺的表面积却有100平方米，是皮肤总面积的近50倍，所以皮肤的呼吸作用与肺比较微不足道。

第六，吸收作用。人体的皮肤有吸收外界物质的能力，称为经皮吸收，主要通过3个途径吸收外界物质，即角质层、毛囊皮脂腺和汗管口。角质层是最重要的吸收途径。皮肤的吸收作用对于维护身体健康不可缺少，并且是现代皮肤科外用药物治疗皮肤病的理论基础。由于皮肤本来具有防止异物进入体内的作用，因此不具备积极的吸收作用。然而有些物质若加上处理来促使皮肤吸收，则仍是有可能的，化妆品便是利用此种特性而制成的。

第七，新陈代谢作用。皮肤细胞有分裂繁殖、更新代谢的能力。皮肤作为人体的一部分，还参与全身的代谢活动。皮肤中有大量的水分和脂肪，它们不仅使皮肤丰满润泽，还为整个机体活动提供能量，可以补充血液中的水分或储存人体多余的水分。皮肤是糖的储库，能调节血糖的浓度，以保持血糖的正常。

皮肤的有关数字

皮肤位于人体的表面，覆盖了人体的全身，包括所有的器官都被皮肤覆盖，皮肤不仅是人体抵御外界有害物质侵入的第一道防线，也是人体与外界直接接触的器官。

因年龄不同，皮肤有薄、厚之分，小儿的皮肤较成人薄，新生儿的皮肤更薄，新生儿皮肤的厚度为0.1毫米，而成人皮肤的厚度为0.2毫米。人体皮肤最薄的部位是眼皮，约0.5毫米。人体皮肤最厚的部位是手掌和脚跟，厚约4～5毫米。不同性别、人种以及不同部位，皮肤的厚度也不一样，一般来讲，黑种人的皮肤较白种人的皮肤厚，男性皮肤较女性皮肤厚，手掌及足部皮肤在全身属最厚。

全身皮肤的重量男、女也有不同，一个成年男性约为4.5千克，女性约为3.2千克，皮肤的重量约占体重的16%，是个不小的数目字。

全身皮肤的面积也因年龄不同而不同。足月新生儿为0.21平方米，1岁婴儿约为0.41平方米，成人则为1.5～2平方米，这个数字不包括毛囊、汗腺、皮脂腺，皮肤上的小沟（隆起部分）、小嵴（凹下去部分）、皱褶展开来的表面积。如果将其一一展开，那将是个巨大而惊人的数字。

皮肤中含有两种腺体，一个是负责体温调节、水分分泌和废物排出的汗腺，另一个是负责油脂分泌、令皮肤柔软、抑制细菌繁殖的皮脂腺。

皮脂腺是分布在真皮层毛发根部周围的一个小腺体，每天约可分泌15～40克皮脂，通过毛孔到达皮肤表面。皮脂含脂肪酸、乳酸和溶菌酶等，与汗液混合后会形成酸性的脂质膜，对皮肤起保护作用，还可以防止细菌、病毒侵入皮肤。皮脂腺的分泌受神经——内分泌支配，人体雄激素可以使皮脂腺增生肥大，分泌活跃。孩子到了青春期因为皮脂腺分泌活跃，所以容光焕发，皮肤显得滋润光泽。

人的皮肤由弹性纤维和胶原纤维等构成，弹性纤维约占皮肤干重的2%，而胶原纤维则占皮肤干重的90%。胶原纤维具有支持功能，决定真皮的张力。

人的皮肤每天都有大量的细胞死亡脱落，如果将这些细胞累计起来，人一生中皮肤的平均重量将超过227千克。

人的皮肤表面分布着大量的毛孔，每平方米皮肤约有毛孔14 000个。汗液的蒸发是人体重要的散热途径，皮肤表面每蒸发1克汗液，约可散发580卡热量。高温条件下，人体一昼夜可出汗约12 000毫升，能散热7 000千卡。

触觉是皮肤基本感觉之一。皮肤表面散布触点，触点的大小是不同的，有的直径可以大到0.5毫米，其分布也不规则，一般指腹处最多，其次是头部，而小腿及背部最少。所以指腹的触觉最为敏感，而小腿及背部最为迟钝。用线头接触手指腹会有明显的触觉，而接触小腿则完全无知觉。这也是为什么人们在打麻将时不用看牌，可以通过手指触摸知道是不是自己所需要的牌，而用两个相距0.5厘米的钝针触压背部皮肤却误认为是一个物体的原因所在。

此外，皮肤作为人体的一个器官，还有丰富的感觉和传导系统，不仅外来的刺激可在皮肤上有所表现，全身各系统的疾病，也在皮肤上有所反映。因此，无论在器官本身、重量还是面积，皮肤都是人体最大器官，可不能轻视皮肤。

毛发，人体最前沿的卫士

毛发是人体的重要组成部分，自婴儿出生就伴随着美丽的头发，头发是皮肤的附属物。头发对人的生活有十分重要的作用。人们常说"怒发冲冠""汗毛凛凛"。这说明毛发并不是多余的，它附在皮肤上起着卫士的作用。

人的毛发大体有3种：长而软的如头发；短而较硬如眉毛、睫毛；细软短小的汗毛。每一根毛发可分成毛干和毛根两部分。露在皮肤外面的是毛干，埋在皮肤里的是毛根。毛根是毛发的生长点，通过微细的血管吸收营养，使毛发不断生长。毛根的外面包着筒状的毛囊，毛囊外面附着一小束肌肉，叫作竖毛肌。当人受到冷刺激时，竖毛肌就收缩，使皮肤出现鸡皮疙瘩；人激动时，竖毛肌有时也会收缩，使短的毛发收缩，因此有"怒发冲冠"之说。

毛发是由角质化的上皮细胞组成，这种细胞成熟后就被角质蛋白所填充，成为无生命的角质蛋白纤维。毛干就是死去的细胞，所以理发时不会感到疼痛。

各种毛发都有自己的"卫士"作用。头发可以阻挡阳光对头部的直接照射，好像戴着一顶安全帽。成千上万根头发包裹着头颅，自然形成头部的第一防线。浓密、健康、清洁的头发，能使头部免受外界机械性和细菌的损害，对健身起着重要作用。而睫毛能阻挡沙尘和小虫对眼睛的侵袭，汗毛则保护全身皮肤。

头发还能发挥调节体温的作用。冬天，寒风凛冽，血管收缩，头发能使头部保持一定的热量；夏天，赤日炎炎，血管扩张，头发又能外散发热量。因此，头发具有既能保温又能散热的双重功能。

眼睫毛长在眼睛周围的眼睑上。许多人认为，又长又密又黑的眼睫毛特别迷人。然而，眼睫毛的生理功能是保护眼睛，而不在于增加人体美。狂风呼啸时，满天飞沙扑面而来，眼睛前面的这两排眼睫毛就像两道窗帘，挡住了绝大部分飞沙尘土，保护眼球免遭侵害。人的眼睫毛长约6～12毫米，上眼睑有100～150根，下眼睑有50～75根。眼睫毛会不断更新，它的平均寿命是3～5个月。

汗毛的功能也很多，它能帮助调节体温，同时也是触觉器官，当我们轻触到身体表面时，毛发的根部就会产生轻微的动作；这动作会立刻被围绕在毛干四周的神经小分支物所截取，然后经由感觉神经传送到大脑去。每根毛发都连着一至数个由排列在分泌管的腺泡所构成的皮脂腺。而当我们运动的时候，额头上的汗水会往下流，如果没有眉毛，汗水就会直接地流到眼睛里，阻碍我们的视线，伤害我们的眼睛。腋下与阴部常受到摩擦，而腋毛与阴毛可以减少局部的摩擦，并可帮助汗液的散发。女性阴毛主要是起抵挡病菌和保持阴部透气的功能。

● 趣味阅读

关于头发的数据

成人的全身有500万个毛囊，其中10多万个在头顶。黄种人约有10万根头发。其它人种多一些，黑种人12万根。白种人最多，达14万根。头发平均直径为0.09毫米，随着年龄增长而变细。单根头发的拉力为85克。大部分头发生长周期为3～5年，到期脱落。毛囊休止3个月后，再度"萌芽"长发，头发生长速度每天0.3毫米，一个月可长到1厘米。

痛感也是一种生存的需要

　　劳动时不小心扎了手，做饭时不小心热油溅到手上，都会引起疼痛的感觉。疼痛是一种非常不愉快的感觉，严重的疼痛可以引起休克。文学家用"痛"来形容不幸，如"痛不欲生""痛心疾首"；对一个人的坎坷经历描写为痛苦的历程，所以痛苦成了不幸的代名词。

　　如果没有痛觉是不是可以摆脱这种不愉快的体验呢？不是！反而会引起严重的后果。疼痛实际上是一个警告性的信号，告诉人们疼痛的部位出了毛病，应该赶紧躲避或处理。比如阑尾炎最先出现的和最严重的症状就是右下腹疼痛，病人因为感到这种疼痛就会立即到医院去，医生分析了这种疼痛的部位和性质以后，就会作出正确的诊断。脑子长了肿瘤，头痛是主要而突出的症状。如果没有疼痛，就不可能早期诊断阑尾炎，也会使很多脑瘤病人误诊。如果没有痛觉，外伤以后会毫无感觉，因而不能及时发现，甚至可以流血至死。可见疼痛的感受虽然不愉快，却是非常重要的信号，让人们避凶趋吉。

　　有的病人病变侵犯了传导痛觉的神经，就会丧失疼痛感。国内外都曾发现天生没有痛觉的人。这些人的生活并不愉快，在他们身上时常伤痕累累，就因为他们受伤后不痛，也就失去了对受伤的警惕，所以时常是受伤后留下瘢痕。这些人受伤不痛，所以不易发现在什么地方受了伤因而得不到治疗，伤势会逐渐加重，最后留下残疾。因此，失去痛觉才是真正的不幸。

　　皮肤下面的神经末梢是感受痛觉的部位。神经末梢遍布全身，无处不在，所以全身没有任何一处感觉不到疼痛，但轻重有别，舌、唇、手指尖神经末梢密集，所以敏感，而上肢则分布较稀疏，所以不如指尖敏感。不但皮肤有痛觉，内脏也有痛觉，只不过内脏的痛觉常是模模糊糊的钝痛，部位也不那么精确。痛觉从神经末梢向内传到脊髓，在脊髓内它立即从左侧交叉到右侧，自然右侧来的交叉到左侧，然后向上传到大脑顶叶的中央后面。在这儿把来自身体表面的信号综合成为"疼痛"，并能指出疼痛的部位，这种交叉支配的现象在运动的调节上也存在，非常有趣。但我们尚不能解释的一种神经生理现象，在临床上也有十分重要的意义。具体地说，对一个左半身麻木和瘫痪的病人，医生要在他的右侧大脑半球找寻病源。

氧浓度过高会导致新生儿失明

一个健康、足月的新生儿可以在正常空气中呼吸而不需要额外供氧。而一个严重未成熟的早产儿如果暴露在过多的氧气中会导致永久性的失明，这种情况称为早产儿视网膜眼病或晶状体后纤维增生。严重未成熟早产儿供应视网膜的血管尚未发育完善，当其被放入医院的高氧浓度的早产儿暖箱中时，未成熟的血管就会继续生长，这种生长并不遵循正常模式，而是一种会导致视觉破坏的非正常生长。而且，早产儿的两肺也会因高浓度氧受到损伤。不幸的是，由于严重未成熟的早产儿尚不具备自主呼吸的能力，因此必须放入暖箱。这样，在帮助其存活的同时，存在并发眼、肺损伤的风险。医院对这种风险往往非常谨慎，会严格控制其使用的医疗设备所产生的氧浓度水平。

我们长了一只"中央眼"

当人的两眼同时注视一个物体时，感知为单一物象的视觉过程叫做双眼视觉，又称双眼单视。双眼视觉功能除了要求人眼组织结构发育完善之外，还受一系列极为精致、灵活和协调的生理机能所统辖。当人的双眼同时注视一个物体时，物象分别落在两眼视网膜对应部位，它所产生的刺激形成神经冲动，沿着视觉传入路径到达大脑中枢，大脑皮质的视觉中枢把来自两眼的这些视觉信号分析整理，综合成为一个完整的、具有立体知觉印象的过程。有了双眼视觉，人类不仅能够获得物体的形状、大小和颜色的概念，还能获得物体的空间方向概念，能够正确地判断自身与客观环境之间的相对位置关系。

双眼视觉优于单眼视觉之处，在于它不仅有两眼叠加的作用，能降低视感觉阈值，扩大视野，消除单眼的生理盲点，更主要的是具有三维的立体视觉，使得主观的视觉空间更准确地反映外在的实际空间。立体视觉使得人的手眼协调更为准确。在现代生活中，无论是工作还是休闲，具有良好的立体视觉非常重要。

在正常情况下，当我们注视一个对象的时候，两只眼睛的视轴必须指向同一个方向，这样两只眼睛的视像便都落在中央窝上，这时才能把所看的对象看成是单一的。但在日常生活中，我们并不会意识到自己是在用两只眼睛看东西。我们可以把两只眼睛看成是一个器官，还可以用一只假想的眼睛来代表这个器官，并把这个假想的眼睛叫做中央眼，它位于前额的正中央。

中央眼是我们进行视觉空间定向的重要依据。视觉的方向既不是左眼，也不是右眼所决定的，而是以自己的身体作中心，把中央眼的中央窝向前投射的方向线作为视觉的正前方。中央眼的正前方方向线是我们判断方向的依据。中央窝的视觉方向是主要的视觉方向，它随眼睛的位置而变化，这个方向是视觉的正前方。所有其他视网膜的相应点的视觉方向都以这个主要视觉方向为参照，以确定物体是在视觉正前方的左侧还是右侧。因此我们是依靠中央眼的视觉方向来确定物体的空间位置的。

双眼视觉功能在我们的日常生活中有着重要的意义。如果立体视觉和深度知觉丧失，即是立体盲，许多需要精细目力的工作就不能涉足，如驾驶交通工具等。部分职业如飞行员、外科医生等均需要良好的立体视觉。

人类双眼的视觉功能开始于出生后1.5~2个月，双眼视觉发育的敏感期在出生后3~5个月，在1~3岁时双眼视觉的发育有一个峰值，并且持续发育至6~9岁。因此，幼儿及儿童的立体视觉卫生保健，在保证儿童双眼视觉功能能够正常发育，建立中央眼，形成敏锐的立体视锐度中起着关键作用。同时，对儿童双眼视觉功能的研究，用于斜视和弱视的早期发现、早期治疗等具有重要意义。

● 趣味阅读

人蒙上眼睛后为何不能走直线

一个人走路通常会看好走路的方向，利用感官特别是眼睛来固定行走的目的地。倘若人不能利用眼睛来指引自己的脚步，那么，他要走直线就非得两脚跨出相等的步子。事实上，两脚跨出长度相等的步子是很难的。

旋转为什么让我们感到"晕"

人体的平衡是一门非常精密科学，其中牵涉到4种器官的复杂运作：视觉、本体感觉、内耳前庭以及小脑。

视觉提供我们空间位置的概念，所以当我们闭起眼睛或视力不佳时，平衡感就变差；本体感觉则是在四肢肌肉的神经末梢，可以感觉我们自身的位置、姿势、平衡等相关刺激，然后将信息反射作用于肌肉组织，使运动处于协调状态。

内耳则是包含耳蜗、半规管及前庭系统，其中耳蜗是听觉器官。半规管及前庭则是人体的平衡系统，它可以感觉"加速感"，所以，即使我们闭上眼睛，坐在起飞的飞机或电梯上，虽看不到外界位置的改变，仍然可以感觉到在移动。

小脑则是把来自各个器官的信息加以整合，再协调身体的动作维持平衡，同时调节眼球的运动，以保持清晰视力。

这些平衡器官在统合运作时相安无事，一旦相互矛盾就可能引发不适。当我们连续转圈后突然停下来，眼睛和本体感觉都告诉我们"停下来"的信息，但内耳前庭的淋巴液还在流动，无法立刻停下来，便仍传出"还在旋转"的信息，两相矛盾，我们的脑部便会不知所措，无法维持平衡而跌跌撞撞。

晕车、晕船也是平衡系统出现矛盾的典型例子。如坐车时，除了向前的速度感，还可能左右转弯、上下颠簸，感官得到的信息太复杂，脑部处理不来，就会产生晕车感；同样，坐船时上下起伏与往前进的信息也会相互矛盾，令人头晕。这就是车、船愈颠簸、愈左右摇晃，愈易使人晕车、晕船的原因。

其实，这种现象与我们的眼睛（视觉）有很大关系的，当人体处在快速移动的环境中或者是眼前有物体快速运动时，我们内耳里面的平衡器受到刺激（失去平衡的感觉），产生的神经冲动会让我们感觉到晕，严重时还会呕吐。

舞蹈演员连续高速旋转许多圈仍然能继续表演，而一般人只要旋转几圈就会眩晕，即使身体停下来，天旋地转的感觉还要持续一段时间，甚至无法站立，痛苦难忍。

为什么一般人停止了转动仍然要晕呢？在人的内耳中外淋巴的液体，与它一起的还有一些极细的感觉细胞，被称为纤毛。纤毛在静止状态下是笔直竖立的。当人在旋转的时候，液体的外淋巴也会旋转，带动了纤毛顺着旋转的方向弯曲，就像海底的水草受海流影响而发生倾斜那样。纤毛弯曲让人产生眩晕的感觉。当转动的身体停下来后，在惯性的作用下外淋巴暂时停不下来，仍然要兜着圈子打旋片刻，只有外淋巴停止下来，纤毛才能重新竖立起来。这一时间上的滞后，就是即使我们停止了旋转也仍然感到天旋地转的原因。

当然，这种情况是可以通过后天的训练加以克服的。舞蹈演员，还有冰上花样滑的运动员，他们一直转圈也不会头晕和找不到方向。其实，你只要每一次转过来都盯着一个点看，比如看一个人，每次转过来就看他，其余的东西就不管也不要看，这样你无论转多久都不会晕。

内分泌系统

下丘脑是内分泌活动的枢纽

人的垂体分泌激素的多少，是受下丘脑支配的。下丘脑中有一些细胞不仅能传导兴奋，而且能分泌激素。这些激素的功能是促进垂体中激素的合成和分泌。例如，下丘脑分泌的促性腺激素释放激素，能够作用垂体合成和分泌促性腺激素。因此，下丘脑是机体调节内分泌活动的枢纽。

有人认为下丘脑后部是交感神经中枢，而前部是副交感神经中枢，但这个概念已不被大家所公认。现在认为，下丘脑不是单纯的交感或副交感中枢，而是较高级的调节内脏活动的中枢，它能把内脏活动和其他生理活动联系起来，调节体温、摄取营养、水平衡、内分泌、情绪反应等重要生理过程。

体温调节。调节体温的中枢在下丘脑，破坏哺乳动物的下丘脑后，体温不能保持恒定。下丘脑的体温调节机构除有中枢性温度感受器外，还有控制产热和散热功能的中枢。

摄食行为的调节。动物实验证明，下丘脑的腹内侧区接近正中隆起的两侧受损伤时，动物的食量大增；若电流刺激这一部位，则食量大减。因此，这一部位被称为饱中枢。相反，下丘脑外侧区损毁时，动物食量减少，甚至拒食；若刺激这一部位，则食量大增。因而被认为是摄食中枢的所在。在正常机体中，这两部位之间可能是互相制约的。至于摄食中枢的自然刺激是什么，有人认为血糖水平的降低是引起摄食中枢兴奋的主要传入信息。糖尿病患者血糖水平增高，但因缺乏胰岛素，饱中枢神经细胞的糖利用率减少，因此其活动降低而使食欲增加。

水平衡的调节。损坏下丘脑外侧区除可引起动物拒食外，饮水也明显减少；刺激下丘脑外侧区某些部位，则可引起动物饮水增多。下丘脑控制排水是通过抗利尿激素的分泌来完成的。抗利尿激素由视上核和室旁核的神经元合成。神经分泌颗粒沿下丘脑——垂体束的神经纤维向外周运输而贮存于神经垂体内，以高渗盐水注入动物的颈内动脉，可刺激抗利尿激素的分泌。下丘脑内的渗透压感受器可能在视上核和室旁核内。电生理研究观察到，当颈内动脉注入高渗盐水时，视上核内某些神经元放电增多。一般认为，下丘脑控制摄水的区域与抗利尿激素分泌的核团在功能上是有联系的，两者协同调节着水平衡。

腺垂体激素分泌的调节。下丘脑内有些神经元能合成调节腺垂体激素分泌的肽类物质，包括促甲状腺素释放激素、促性腺激素释放激素、生长素释放抑制激素、生长素释放激素、促肾上腺皮质激素释放激素、促黑素细胞激素释放因子、促黑素细胞激素释放抑制因子、催乳素释放因子、催乳素释放抑制因子等。这些肽类物质合成后经轴突运输到正中隆起，由此经垂体门脉系统到达腺垂体，促进或抑制某种腺垂体激素的分泌。

对情绪反应的影响。在间脑水平以上切除大脑的猫，常出现一系列交感神经系统过度兴奋的现象，并且张牙舞爪，好似正常猫在搏斗时一样，故称之为"假怒"。平时下丘脑的这种活动受到大脑皮层的抑制而不易表现，但切除大脑皮层以后，则这种抑制解除了，以致在微弱的刺激下就能激发强烈的假怒反应。在动物清醒状态下，电刺激该区还可出现防御性行为。下丘脑腹内侧区与杏仁核之间有功能联系，两者与情绪反应活动有关。此外，电刺激下丘脑外侧区可引致动物出现攻击行为，电刺激下丘脑背侧区则出现逃避行为。可见，下丘脑与情绪反应的关系非常密切。

脑垂体，人体的"调度长"

在人的下丘脑下面倒悬着一个大小如豌豆，重仅 0.5~1.0 克的小器官。别看它谦虚安静，深藏不露，它却是人体内最主要的内分泌器官——脑垂体。脑垂体分为两部分：前部是由腺体组织构成，具有分泌功能，叫腺垂体；后部是下丘脑的延伸，由神经组织构成，叫神经垂体。

腺垂体分泌 7 种激素：生长激素是垂体所分泌的激素中含量最多的一类激素。它能促进骨骼的生长，促进蛋白质的合成，促进细胞内 DNA 和 RNA 的合成，促进血糖的升高，总的效果是和甲状腺一起促进人体的生长。如果幼年时生长激素分泌不足就不能长高，成为侏儒；如果分泌过高，则长成巨人。如果成年后生长激素依然分泌过多，则促进短骨生长造成"肢端肥大症"。

促激素有 4 种：促甲状腺激素、促肾上腺皮质激素和 2 种促性腺激素，它们分别调节着甲状腺、肾上腺和性腺的激素分泌，并维持着这些腺体的正常生长发育。

催乳素可使发育完全并具备泌乳条件的乳腺分泌乳汁。黑色细胞刺激素能使皮肤肤色加深。神经垂体细胞并不是分泌细胞，它所释放的 2 种激素，实际上都是神经垂体转运丘脑下部神经分泌细胞分泌的激素。加压素能促进肾对水的重吸收，增加血量，使血压升高；催产素可强烈刺激子宫平滑肌收缩，促进排乳。

脑垂体激素分泌直接受到下丘脑的支配，同时还受到它所调节的几种内分泌腺所分泌激素浓度的影响，以达到平衡。

综上所述，脑垂体是负责生长与修复的开关，这个开关决定人体内所有和生长、代谢有关的活动。人们曾经以为脑垂体是全身腺体中的总指挥，但是现在证明，它是接受命令的一个调度站。这个腺体的健康状况，对延缓衰老有着深远的意义。

如此说来，脑垂体是内分泌系统中的一个重要的部分，产生多种主要激素，激素在身体的作用相当于信使，负责传递身体总部发出的命令，并发布资源的调度方案。

例如，有一种脑垂体激素（生长激素）促使儿童的骨骼和软组织生长，也促使身体受到损伤的部位得到修补（例如断骨的愈合），如果这种激素的分泌缺乏相应的元素来制造，那么生长激素减少，生长就会变得缓慢，伤口就会难以愈合；细胞死亡，就不能够很快得到新的细胞的补充，衰老就会加快。现在科学家已经通过酵母菌提取制造出 HGH 生长激素，这种激素可以帮助那些需要改善生长的孩子，也可以帮助延缓衰老。

脑垂体开关的打开，同时还具有分泌刺激卵泡素、黄体化激素、催乳激素等，有助于决定性征和控制生育；促肾上腺皮质激素使肾上腺释放多种维持生命所必需的激素。这些特征，对脑垂体与生命的活力、灵敏、应激反应、性能力都有着决定性作用。当然也就成为了控制衰老的开关。

尽管脑垂体如此重要，根据内分泌学家的新近研究结果，脑垂体却非腺体的总指挥，本身受下丘脑控制。而下丘脑是脑的一部分，位于脑垂体的上方，接受松果体的指挥，借助神经脉冲获得有关身体的大量信息。感到有需要时，就分泌称为释放因子和抑制因子的化学物质。这些物质缓慢地传到脑垂体，或刺激脑垂体释放所储藏的激素，或抑制脑垂体释放激素，从而控制身体的生长和发育，调节多项人体功能。释放因子，协助身体新的细胞和组织的生长，以及各种相关养分的调度。抑制因子则决定抑制身体的各种活动，以减少能量的流失，这两者存在着神秘的平衡机制，而这个机制决定了人体处于怎样的状态。下丘脑对脑垂体的监控作用，证明神经系统与内分泌系统为保持身体功能正常，配合得非常紧密。

● 趣味阅读

肢体的麻木感从何而来

感觉异常和麻木是由流向神经的血流受阻所致。如果你的坐姿不舒服，或者是双腿交叉坐了很长时间，这时你的一个神经可能因受压过大，与大脑的联系被打乱，导致足部麻木。手足和踝部等末端经常会出现感觉异常现象。令人不适的刺痛感是神经在重新取回大脑发出的疼痛信号。要使这些受压迫的神经重新恢复通畅，只要稍微改变一下身体姿势往往就能达到目的。

肾上腺，人体的"兴奋剂"

你是否有过这种感觉：当你着急的时候，好像特别有力气，脑子也似乎比平时灵敏，有时还会闪出一个好主意，正如俗语所讲"急中生智"。这是怎么回事呢？原来这正是肾上腺的作用。肾上腺配合身体应付各种紧张状况，在生物体内，是专门用于逃跑和应战的开关。现代人长期在紧张和压力状态下的生活，令许多人处于肾上腺衰竭的状态，与衰老有着密切的关系。

肾上腺的功能正常，将决定身体能够保持及时的反应能力和应对压力的能力，这也是年轻与衰老之间的区别。肾上腺呈新月状覆盖在两肾的上极，其大小、重量随年龄和功能状态不同而变化，平均总重量为10～15克。肾上腺表面有结缔组织被膜，周围有较多脂肪组织，这些脂肪组织非常重要，是保护肾上腺不易受到损害的关键。实际上，在各个腺体周围都有这样的组织，所以，不要错误地对脂肪产生恐惧，而大多数人的脂肪来源根本不足，身体内堆积的脂肪，并不是来自食物中直接的摄取，而是由高糖食物转化而来。

少量结缔组织伴随神经和血管深入肾上腺实质。肾上腺实质由周围的皮质和中央部分的髓质构成。肾上腺皮质约为肾上腺体积的90%，新鲜状态下呈浅黄色；髓质约为肾上腺体积的10%，新鲜状态下呈红色。肾上腺皮质和髓质在结构、功能和胚胎发育上均为独立存在的两个内分泌腺，皮质来源于中胚层，髓质来源于外胚层。

肾上腺皮质较厚，位于表层，从外往里可分为球状带、束状带和网状带三部分。

肾上腺皮质部分泌的多种激素，总称为肾上腺皮质激素。这里我们需要进一步解释一下肾上腺对身体的巨大影响，由于激素的名称对大多数人来说都显得过于专业，所以，普通人很少有认识，而实际上，这是一个关键的知识。

盐皮质激素对人体起着保钠、保水和排钾的作用，在维持人体正常水盐代谢、体液容量和渗透平衡方面有重要作用。尿毒症以及血压不稳定的患者，对这个知识应该了解。

糖皮质激素类包括可的松（皮质素）和氢化可的松（皮质醇）等。

这类激素对糖、蛋白质和脂肪代谢都有影响，主要作用是促进蛋白质分解和肝糖原异生。当食物中糖类供应不足（如饥饿）时，糖皮质激素分泌增加，将促进肌肉和结缔组织、膜组织等组织蛋白质的分解，并抑制肌肉等对氨基酸的摄取和加强肝糖异生，还促进肝糖元分解为葡萄糖释放入血以增加血糖的来源，血糖水平得以保持，使脑和心脏组织活动所需的能源不致缺乏。

这里存在着很重大的病理分析问题。当胰岛素分泌过多，导致血糖下降时，身体通过糖皮质激素分泌，促进肌肉和结缔组织、膜组织等组织蛋白质的分解转化为糖，这样就造成肌肉的松弛和结缔组织、膜组织的损坏，使得这些组织变得脆弱。如果没有及时补充蛋白质，那么就会造成组织的损坏扩大。胃炎、肠炎、关节炎、以及子宫下垂、胃下垂（肌肉松弛引起）都与这个原因有关。

作为药物使用，大剂量的糖皮质激素有抗炎、抗过敏、抗毒素的作用，此外还有抗休克和抑制免疫反应等作用，故医学上应用广泛，但是所造成的副作用往往比本来的疾病更大。正常成人肾上腺皮质还分泌少量性激素，但作用不明显。当肾上腺皮质某种细胞增生或形成肿瘤时，这些性激素（主要是雄性激素）分泌增加很多，男性患者会毛发丛生，女性患者则会表现出男性化现象。

髓质位于肾上腺的中央部，周围有皮质包绕，上皮细胞排列成索，吻合成网，细胞索间有毛细血管和小静脉。此外，还有少量交感神经节细胞。该部上皮细胞形态不一，核圆，位于细胞中央，胞质内有颗粒。若经铬盐处理后，显棕黄色，故称为嗜铬细胞。嗜铬细胞用组织化学方法又可分为两种类型：一类为肾上腺素细胞，胞体大，数量多；另一类为去甲肾上腺素细胞，胞体小，数量少。两种细胞的主要区别是胞质内颗粒的构造不同。含肾上腺素细胞的颗粒小，电子密度低；含去甲肾上腺素细胞的颗粒内有电子致密中心，其与颗粒包膜之间常有一浅色区域。

肾上腺髓质分泌肾上腺素和去甲肾上腺素。前者的主要功能是作用于心肌，使心跳加快、加强；后者的主要作用是使小动脉平滑肌收缩，从而使血压升高。

甲状腺是释放能量的开关

甲状腺是人体最大的内分泌腺，棕红色，分左右两叶，中间相连（称峡部），呈"H"形，约 20 ~ 30 克。甲状腺位于喉下部气管上部的前侧，吞咽时可随喉部上下移动。甲状腺的基本构成单位是腺泡，对碘有很强的聚集作用，虽然通常腺体中的碘含量比血液中的含量高 25 ~ 50 倍，但每日饮食摄入的碘仍有 1/3 进入甲状腺，全身含碘量的 90% 都集中在甲状腺。甲状腺激素是甲状腺分泌的激素。

甲状腺激素的生理功能主要为：促进新陈代谢，使绝大多数组织耗氧量加大，并增加产热；促进生长发育，对长骨、脑和生殖器官的发育生长至关重要，尤其是婴儿期。此时缺乏甲状腺激素则会患呆小症；提高中枢神经系统的兴奋性。此外，还有加强和调控其它激素的作用及加快心率、加强心缩力和加大心输出量等作用。

甲状腺是内分泌系统的一个重要器官，它和人体其他系统(如呼吸系统等)有着明显的区别，但和神经系统紧密联系，相互作用，相互配合，被称为两大生物信息系统。没有它们的密切配合，机体的内环境就不能维持相对稳定。内分泌系统包括许多内分泌腺，这些内分泌腺受到适宜的神经刺激，可以使某些细胞释放出高效的化学物质，这种化学物质经血液循环被送到远距离的相应器官，发挥其调节作用，这种高效的化学物质就是我们平常所说的激素。甲状腺是人体内分泌系统中最大的内分泌腺，它受到神经刺激后分泌甲状腺激素，作用于人体相应器官而发挥生理效应。

平常大多数人并不知道甲状腺位于何处，但"粗脖子病"大多数人并不陌生，其实"粗脖子病"就是甲状腺肿大，这就告诉我们甲状腺位于颈部。再具体些，我们平常所说的"喉结"，甲状腺就位于"喉结"的下方约 2 ~ 3 厘米处，在吞咽东西时可随其上下移动。

甲状腺上达甲状软骨中部，下抵第六气管软骨处，峡部多位于第二至第四气管软骨的前方，有的人不发达。有时自峡部向上伸出一个锥状叶，长短不一，长者可达舌骨，为胚胎发育的遗迹，常随年龄而逐渐退化，故儿童较成年人为多。

在青春期，甲状腺发育成熟，女性的甲状腺比男性的稍大一些。在正常情况下，由于甲状腺很小很薄，因此在颈部既看不到，也摸不到。如果在颈部能摸到甲状腺，即使看不到，也被认为甲状腺发生了肿大。这种程度的肿大往往是生理性的，尤其是在女性青春发育期，一般不是疾病的结果，但有时也可以是病理性的。

甲状腺表面有结缔组织被膜。表面结缔组织深入到腺实质，将实质分为许多不明显的小叶，小叶内有很多甲状腺滤泡和滤泡旁细胞。甲状腺素和T3的主要作用是增强机体产热代谢，促进小肠对糖的吸收，如果身体经常处于低血糖状态下，甲状腺素分泌就会变得异常，而导致甲状腺亢进。高糖的饮食和低糖的饮食，都会导致甲状腺分泌异常，只有保证稳定而持久的糖的来源，才能使得甲状腺工作稳定。甲状腺的分泌也参与脂肪代谢的调节，因此对肥胖有巨大影响，如果甲状腺分泌不足，脂肪的代谢就会减弱。此外，甲状腺还可以促进组织器官，特别是脑和骨的发育成熟。所以，在幼年期，甲状腺功能低下可引起呆小症，从而导致人体提前衰老。

甲状腺内的滤泡旁细胞基底部胞质内有嗜银颗粒，颗粒内含有降钙素，以胞吐的方式分泌。降钙素是一种多肽，通过促进成骨细胞分泌类骨质、钙盐沉着和抑制骨质内钙的溶解使血钙降低。这个功能的变化，将影响人体钙的吸收和骨钙的释放，对骨质的密度有很大影响。甲状旁腺位于甲状腺侧叶的背面，上下各一对，少数人的甲状旁腺被埋在甲状腺内。甲状旁腺表面有薄层结缔组织被膜，腺细胞主要分为主细胞和嗜酸性细胞。主细胞主要分泌甲状旁腺素。甲状旁腺素是一种多肽类激素，其主要作用是增强破骨细胞的破骨功能，肢解骨组织，使骨内钙盐溶解，形成可溶性钙释放入血。另外，甲状旁腺素还能促进小肠和肾小管对钙的吸收，使血钙增高，在甲状旁腺素和降钙素协同作用下，维持体内血钙的稳定。而血钙的稳定，对人体情绪与睡眠的稳定有重要作用。

甲状腺机能的正常与否，将直接关系身体的能量状况。能量不足，甲状腺就会增加分泌，能量充足，甲状腺就得到休息。身体所有器官工作都需要足够的能量来支持，所以，甲状腺的开关决定了身体器官的工作水平。

甲状旁腺可升高血钙量

甲状旁腺很小，由4个腺体组成，每个小如一颗豌豆，扁卵圆形，长约3~8毫米、宽2~5毫米、厚0.5~2毫米，一般分为上下两对，每个重约35~50毫克。甲状旁腺位于甲状腺后面，深埋于甲状腺内，为内分泌腺之一。这些腺体分泌甲状旁腺激素，与降钙素和维生素D共同起作用，调节血液的含钙量。甲状旁腺激素的作用与降钙素相反：前者提高血钙量，方法之一是使骨骼把钙释入血流；后者于需要时降低血钙量。

甲状旁腺表面覆有薄层的结缔组织被膜。被膜的结缔组织携带血管、淋巴管和神经伸入腺内，成为小梁，将腺分为不完全的小叶。小叶内腺实质细胞排列成索或团状，其间有少量结缔组织和丰富的毛细血管。腺细胞有主细胞和嗜酸性细胞两种，主细胞素以胞吐方式释放入毛细血管内。甲状旁腺激素是肽类激素，主要功能是作用于骨细胞和破骨细胞，使骨盐溶解，并能促进肠及肾小管吸收钙，从而使血钙升高。在甲状旁腺激素和降钙素的共同调节下，维持着血钙的稳定。

从青春期前后开始，某些动物和人的甲状旁腺内出现嗜酸性细胞，并随年龄而增多，细胞常单个或成群存在于主细胞之间。嗜酸性细胞比主细胞大，核较小，染色较深，胞质内含密集的嗜酸性颗粒，故呈强嗜酸性。甲状旁腺分泌的甲状腺激素与甲状腺C细胞分泌的降钙素等共同调节钙磷代谢，控制血浆中钙和磷的水平。

如上所述，甲状旁腺素主要功能是影响体内质钙与磷的代谢，从骨骼中动员钙，使血液中钙离子浓度增高，同时还作用于肠及肾小管，使钙的吸收增加，从而维持血钙的稳定。若甲状旁腺分泌功能低下，血钙浓度降低，则会出现手足抽搐症；如果功能亢进，则会引起骨质过度吸收，容易发生骨折。甲状旁腺功能失调会引起血中钙与磷的比例失常。

胸腺，免疫细胞的"教官"

胸腺为机体的重要淋巴器官，位于胸腔前纵隔，承担人体免疫系统各细胞的"训练"工作，与人体的疾病和衰老关系密切。胸腺功能与免疫紧密相关，分泌胸腺激素及激素类物质，是具有内分泌机能的器官。胚胎后期及初生时，人胸腺约重 10～15 克。随年龄增长，胸腺继续发育，到青春期约 30～40 克。此后胸腺逐渐退化，淋巴细胞减少，脂肪组织增多，至老年仅 15 克。60 岁以上年龄，增加营养补充，尤其是锌的补充后，胸腺的的功能就可能恢复到青年时期，可惜，多数人缺乏营养补充观念。

胸腺位于胸骨后面，紧靠心脏，呈灰赤色，扁平椭圆形，分左、右两叶，由淋巴组织构成。青春期前发育良好，随着身体透支养分逐渐退化，为脂肪组织所代替。

胸腺还是造血器官，它能产生淋巴细胞，并运送到淋巴结和脾脏等处。这种淋巴细胞对机体的细胞免疫具有重要作用。生长激素和甲状腺素能刺激胸腺生长，而性激素则促使胸腺退化。因此，激素的平衡作用将对免疫状况带来极大影响。

胸腺表面有结缔组织被膜，结缔组织伸入胸腺实质把胸腺分成许多不完全分隔的小叶。小叶周边为皮质，深部为髓质。皮质不完全包围髓质，相邻小叶髓质彼此衔接。皮质主要由淋巴细胞和上皮性网状细胞构成，胞质中有颗粒及泡状结构。网状细胞间有密集的淋巴细胞。胸腺的淋巴细胞又称为胸腺细胞，在皮质浅层细胞较大，为较原始的淋巴细胞。中层为中等大小的淋巴细胞，深层为小淋巴细胞，从浅层到深层为造血干细胞增殖分化为小淋巴细胞的过程。皮质内还有巨噬细胞，无淋巴小结。

胸腺产生 T 淋巴细胞。造血干细胞经血流迁入胸腺后，先在皮质增殖分化成淋巴细胞。其中大部分淋巴细胞死亡，小部分继续发育进入髓质，成为近于成熟的 T 淋巴细胞。这些细胞穿过毛细血管后，循血流再迁移到周围淋巴结的弥散淋巴组织中，此处称为胸腺依赖区。整个淋巴器官的发育和机体免疫力都必须有 T 淋巴细胞，胸腺为周围淋巴器官正常发育和机体免疫所必需。当 T 淋巴细胞充分发育，便迁移到周围淋巴器官。如果 30 岁以前，每一次感冒发烧、拉肚子、呕吐都能够通过整体自然疗法来调理，而不是药物，那么，胸腺就会通过每一次生病的机会，训练出一批免疫战士。这些经过一次次战役的勇士，将积累大量丰富的经验，建立坚固而精密的防护体系，保卫着身体不受到疾病的伤害，这也是人体防止衰老的重要因素。

女性为什么比男性如厕多

一般来说，女性比男性要常上厕所。以膀胱大小和一天的尿量来看，男性和女性的差异不大，女性之所以会常上厕所，原因之一是尿道的构造与男性不同。女性的尿道长4～5厘米，男性的为15～20厘米，男性的尿道几乎是女性的4倍长。女性的尿道是直线的，而男性的尿道途中则有两个弯曲之处。女性的尿道括约肌不如男性的发达，因此尿道紧缩的力量也较弱。由于尿道上的构造及括约肌方面的差异，所以女性的憋尿能力较差。

胰岛，你还真离不了

胰岛是指散在于胰腺中能分泌胰岛素等激素的一些特殊细胞团。每一个胰岛都包含至少4种细胞，即A细胞分泌胰高血糖素，B细胞分泌胰岛素，D细胞分泌生长抑制素，PP细胞分泌胰多肽。其中B细胞含量最多，分泌激素的量也最大，所以说分泌胰岛素是胰岛最主要的功能。胰岛素和胰高血糖素的作用相反，共同维持人体中血糖的稳定。

人体血液中葡萄糖的正常浓度应在0.08％～0.12％之间。低于低限叫低血糖，轻则有饥饿感，重则心悸、冒虚汗，甚至休克；高于正常值的高限，则为高血糖。高血糖造成糖尿病，表现为多餐、多饮、多尿、消瘦等症状，严重的会失明、酸中毒，乃至死亡。

调节血糖浓度的内分泌器官就是胰岛。严格说起来，胰岛并不是一个器官，只是一些散布在胰腺腺泡之间的细胞群，总数约为100～200万个。现已查明，胰岛细胞共有4类，其中最重要的α细胞和β细胞。β细胞占胰岛细胞的3/4，它分泌一种由2条键共51个氨基酸组成的蛋白质——胰岛素。胰岛素可以促使葡萄糖快速进入各个细胞，促进葡萄糖的"活化"，使它们更容易地被分解或合成糖元。胰岛素还可以加速脂肪的合成，是蛋白质合成所不可缺少的一种激素。这一切生理作用的结果就是降低了血糖。α细胞约占胰岛细胞的1/5，它分泌一种含有29个氨基酸的单链多肽，叫做胰高血糖素。胰高血糖素作用恰恰与胰岛素的作用相反，起升高血糖的作用。胰岛细胞能够很敏感地"感知"人体内血糖浓度的变化，从而改变自己的分泌量。它们还受一些激素的直接影响，例如胰岛素和胰高血糖素就能相互刺激对方的分泌，以保持血糖浓度的稳定。另外，植物性神经还直接调节着它们的分泌；交感神经兴奋，胰岛素分泌受到抑制，促进胰高血糖素的分泌，使体内血糖浓度升高。副交感神经兴奋，改变了两者的分泌比例，从而降低了血糖。

胰岛素能使肝脏从血中摄取葡萄糖，并加以贮存备用。假若胰岛素不足，肝脏就不能贮存葡萄糖，这样就使大量葡萄糖释放入血，这是2型糖尿病患者血糖升高的主要原因。

血液里的糖永远要稳定，血糖高了胰岛素就会逼着血糖往细胞里面进。如果把血糖都降下来了，你还吃特别的饱怎么办？它就会把血糖变成脂肪或变成糖源。

调节蛋白质代谢，逼着血液里的氨基酸进入细胞。血液里的糖高了，胰岛就会知道，就会分泌胰岛素。当胰岛素进入了血液，另一个信号就知道了，是细胞膜上的受体（叫受体蛋白），受体蛋白接收到胰岛素的信号后，细胞上的载体蛋白就会把门打开，血糖就源源不断的进入细胞内。细胞里面有一个东西叫线粒体，于是糖进入了线粒体，再加上吸进来的氧产生了能量。同样胰岛素也逼着氨基酸进入细胞核糖体内，加工人体利用的100多种蛋白质。

脂肪酸也是，人吃了油脂东西，胰岛素就会逼着脂肪进入细胞的腺立体内变成热量。胰岛素要是缺了，糖不往细胞里面进，表面看着就是血糖高，实际是蛋白质也进不到细胞里面去，蛋白质合成的少，分解的多。脂肪酸也是这样，不能被利用了，所以血脂高，糖尿病人很多都合并成血脂高，因为脂肪酸不能被利用。

胰岛素每天就分泌那么一点点，但是在我们身体就能起很大的作用，没有它细胞膜这个门就不开，这就是内分泌直接入血，你想控制都控制不了，这是本能，所以糖尿病是全身的病。

胰腺是人体所需物质的供应开关

胰腺是人体的第二大消化腺，在胃的后方，横行于腹后壁，相当于第一、第二腰椎间的水平。胰腺呈长条状，淡红色，分头、体、尾三部分，胰头膨大位于右侧，被十二指肠环抱，胰腺管的末端穿入十二指肠壁，会合胆总管，开口于十二指肠乳头。

人体所需要的各种养分，尤其是三大主要养分：蛋白质、脂肪、碳水化合物的消化和利用，都与胰腺的工作有关，是人体所需物质的供应开关。

胰腺分为外分泌腺和内分泌腺两部分。外分泌腺由腺泡和腺管组成，腺泡分泌胰液，腺管是胰液排出的通道。胰液中含有碳酸氢钠、胰蛋白酶、脂肪酶、淀粉酶等。胰液将通过胰腺管排入十二指肠来消化蛋白质、脂肪和糖。内分泌腺由大小不同的细胞团——胰岛所组成，分泌胰岛素来调节糖代谢。胰岛素分泌不足，可引起糖尿病，分泌过多则导致低血糖，引起身体应激反应，触发肾上腺、甲状腺的分泌增加。

糖尿病人注射胰岛素，由于血液中含有胰岛素，胰腺将自动停止制造胰岛素，这种用进废退的原则在身体内会随时发生，将会导致胰腺功能进一步萎缩，而胰腺的萎缩则造成胰蛋白酶、脂肪酶、淀粉酶的分泌同时减少或者停止，进而导致蛋白质不能消化而引起尿毒症，脂肪不能消化引起血管堵塞，导致各种并发症状。

内分泌腺由大小不同的细胞团——胰岛所组成，内分泌的主要成分是胰岛素、胰高血糖素，其次是生长激素释放抑制激素、肠血管活性肽、胃泌素等。

胰岛素的功能是促进肝糖原和肌糖原的合成。此作用主要通过提高肝脏和肌肉中糖原合成酶的活性而完成；促进葡萄糖进入肌肉和脂肪组织细胞内；激活葡萄糖激酶，生成6—磷酸葡萄糖；抑制糖异生。如胰岛素缺乏时，进入组织细胞内的葡萄糖减少，肝糖原的分解与异生增强。由肝脏释放入血的葡萄糖大大增加，血糖水平升高，并超过肾糖阈值而从尿中排出，表现为糖尿病。

体香是荷尔蒙的外在表现

每个人都能分泌一种激素（荷尔蒙），形成自己独特的生理气味，通常我们叫做体香，专业称做信息素或外激素。国外的科研机构通过实验证实了人的体味之中确实存在吸引异性的荷尔蒙，它会直接引起人类大脑的反应，产生性冲动。并且他们提炼出两种睾酮衍生物，称为

"AND"和"EST"。其中前者是睾丸激素的变种，它从男性汗液中排出，而后者则与雌激素有关，主要存在于女性尿液中。这种从人体释放出来的具有芳香性的气味一般自己都闻不到，只有别人才能深切感受，特别是异性。当这些气味和汗液混在一起分泌出来后，对异性的效果就妙不可言了。早在1986年，生物学家和内分泌学家就都发现了人类腋下分泌的荷尔蒙：如果把人类腋下分泌物中的汗液去除，剩下的物质基本上就是含有荷尔蒙的物质了。现在已经可以在实验室人工合成荷尔蒙。

这些含有荷尔蒙的个性生理气味是伴随第二特征完善并在青春发育成熟后逐渐出现的。当心仪的两性相遇时，就会被这种几乎觉察不到的气味吸引。异性闻到这些味道后，能刺激呼吸中枢，从而加快呼吸过程，给予大脑充分的氧供应，最终引起性兴奋。

已经有很多的研究结果验证了荷尔蒙对异性的吸引力。伦敦大学设计了一个实验，让女学生接受荷尔蒙的刺激，结果，这些女学生和男学生持续交往的比例大大提高；反之，将男生穿过的与未穿过的T恤并列放在盒子里，比较起来女生更喜欢穿过的。这是一个非常有效而著名的实验，已经在全世界不同的实验室做过很多次了，结论几乎都是一致的。

在德国酒吧里的实验也表明，双胞胎姐妹穿着相同衣服，姐姐用荷尔蒙，妹妹则没有用，在相貌因素基本排除后，用过荷尔蒙的姐姐更能吸引异性。荷尔蒙使性吸引力的比率增加了80%。无论结果如何，气味的作用最终都明白无误地指向了性和生育，当然这也是选择配偶的主要目的。拿破仑也曾在写给妻子的信中说，他将在数日里返回，并特别交代妻子"请不要沐浴"。

不同的时代、不同的种族、不同的个体对于体味的偏爱各不相同。但相同的是，相爱的男女都对爱人的气味很专一，感到沁人心脾，激起自己无限柔情，并且他们会在众多的气味中轻松地辨出属于自己的、特殊的那一个气味，即使这种气味在旁人看来是"臭味"，或者发出气味的人看起来是那么"不够档次"。这也是为什么我们总是感叹"鲜花插在牛粪上"。深爱的情侣能够从嗅觉方面获得性满足，一些学者称之为嗅恋。而当今欧美男女追求一种与人体气味较相近，比较原始的麝香味，他们认为这种气味充满了性的成分，可使他们性欲大增。两情相悦，气味相投是性爱的一部分。真正的爱情是建立在彼此的性吸引之上的，这不仅是社会现象，更是生理规律。

当然，如果在缺乏异性气味的同性集中的环境中，就可能引起麻烦。比如，在同性集中的工作环境中，即使各个条件都非常优越，但无论男女都容易感觉劳累，工作效率也不很高。不过，如果安排几名年轻漂亮的异性，情况就会大大好转，职工的工作热情和工作效率都显著提高。经过研究发现：与异性隔离的人群，容易产生烦躁、焦虑、压抑的情绪，此时只要有微弱的异性气味扩散其中，就会化焦虑为平静，烦躁的心情会恢复宁静。这种情况对男女两性都适用。比如，太空站的宇航员经常莫名头疼并且浑身不适，后来增加了一名女性宇航员，这些症状就消失了。

松果体与褪黑素

松果体位于背侧丘脑的内上后方。在儿童7~8岁时最为发达，以后逐渐萎缩退化，腺细胞减少，结缔组织增生。松果体是一个活跃的内分泌器官，主要分泌褪黑激素。此外，在松果体内还有大量的5-烃色胺和去甲肾上腺素，这些物质对控制生物的周日节律起重要作用。

松果体位于间脑之上、第三脑室的后端，借短蒂与间脑相连。成人松果体长5~8毫米、宽3~5毫米、重约200毫克，形似松果。该腺体在儿童中期发育至最高峰，一般在8岁左右逐渐萎缩，成年后不断有钙盐沉着。

褪黑激素可能是松果体的特殊激素，它在松果体细胞内合成并释放，能抑制腺垂体促性腺激素的释放，可以防止性早熟。如果儿童时期松果体遭到破坏，则出现性早熟或生殖器过度发育。人们注意到，松果体在幼年时比较发达，褪黑素的分泌量也比较多，而到青春期时松果体则开始逐渐萎缩，褪黑素的分泌量也减少了。那些长了松果体瘤、褪黑素的分泌受影响的儿童，会出现性早熟。切除幼年动物的松果体，也会出现性早熟。因此人们知道的褪黑素的第一个作用是抑制性腺的发育。

到20世纪70年代，人们又注意到，褪黑素的分泌量在一天之内也会发生变化，白天分泌量少，夜晚降临时开始增多，到午夜时达到了顶峰。实际上，它的分泌与光线的强弱有关，在黑暗中褪黑素的分泌量要大大多于在光亮中。所以它与调节人的睡眠有关，这就是为什么人在黑暗中比较容易入睡。你可以通过拉上窗帘、戴上眼罩来刺激褪黑素的自然分泌。当然，也可以通过吃褪黑素制剂来增加体内褪黑素的含量。

近年研究报道，褪黑激素的合成分泌不足，可能会引起睡眠紊乱、情感障碍、肿瘤发生等。若给予外源性褪黑激素，可见其具有抗紧张、抗高血压、抗衰老、抗肿瘤、增强免疫力和促进睡眠等效应。白天日照时，松果体几乎停止分泌活动，至夜间才分泌褪黑激素。故生物体能依外界的日照变化，有节奏地控制松果体的功能活动。哺乳动物的松果体昼夜节奏性变化，是受视交叉背侧的视交叉上核的调节；反之，松果体也影响神交叉上核的昼夜节奏变化。

汗腺，人体的"排水管"

我们在不停地出汗，即使我们并没有意识到。出汗是人体排除新陈代谢或肌肉运动的多余热量的一种最重要方式，汗液产生的数量取决于我们的情绪状态和运动量。汗液可以因神经刺激而产生，也可因较热的空气温度和运动而产生。首先我们关注一下小汗腺是如何产生汗液的。

当汗腺被刺激时，细胞会分泌一种体液（基本分泌物），与血浆基本相同——即大部分是水、高浓度的钠和氯，以及低浓度的钾——但是没有血浆中的蛋白质和脂肪酸。这种体液产生于细胞的间隙（间质空间），能够从位于真皮层的血管（毛细血管）中获取体液，并从汗腺的卷曲部分向上流动至直立的排汗管。在排汗管部分发生的活动取决于汗液产生以及流动的速度：

汗液产生较少时（休息或低温）——排汗管的细胞从体液中重新吸收了大多数的钠和氯，产生这种情况的原因是有足够的时间重新吸收。另外，水也通过渗透作用被重新吸收。因此，没有大量的汗液到达体外。同时，汗液的组成也和基本分泌物完全不同，没有那么多的钠和氯，但是钾的含量较高。

汗液产生较多时（运动或高温）——排汗管的细胞没有足够的时间从基本分泌物中重新吸收钠和氯。因此，大量的汗液把它们带到皮肤表面，其组成也与基本分泌物相近，但并不完全相同。钠和氯的浓度为基本分泌物的一半，而钾的浓度要高出20%。

大汗腺产生汗液的情况相同。但是大汗腺中的汗液包括蛋白质和脂肪酸，这使得汗液更加浓稠，呈乳白色或黄色。这也是衣服腋下的污渍呈黄色的原因。汗液本身是无味的，但是皮肤和毛发的细菌与蛋白质和脂肪酸发生代谢作用后会产生一股臭的气味。这也是除臭剂和抗汗剂用于腋下而不是整个身体的原因。

盛夏时，人的排汗量可以达到每小时1升。令人惊奇的是，如果你迁移到沙漠地区或者是赤道地区，产生汗液的能力在6周内会增加到大约每小时2~3升，这可能是你的最大排汗量。

当汗液从皮肤表面蒸发时，它也带走了多余的热量，冷却了你的身体。这实际上是一个纯粹的物理原理，其过程是这样的：将水从液态转化成气态需要一定量的热量，称为汽化热，这种热能可以增加水分子的运动速度，从而使它们逃逸至空气中。

一般来说，不是所有的汗液都会被蒸发，也有渗入皮肤里的。同样，身体产生的热能并不都是通过汗液来排除的。有些通过皮肤直接辐射到空气中，有些则是通过肺的呼吸表面散发的。

影响蒸发速度的一个主要因素是身体周围的空气湿度。如果空气很潮湿，含有的水蒸气几乎达到饱和状态，就不能再吸收水蒸气了。因此，汗液就得不到蒸发，不能像空气干燥时那样冷却人体。

最后，当汗液中的水分蒸发以后，会在皮肤上留下盐（钠、氯和钾），这也是你的皮肤尝起来会有咸味的原因。身体内大量的盐和水分的流失会很快使你脱水，导致循环系统的问题、肾功能障碍以及中暑。因此，在运动后或当外面气温很高时补充大量的液体非常重要。运动饮料包含一些盐分，可以补充汗液所丢失的盐。

与此同时，出汗会受你的情绪状态影响。如果你紧张、焦急或恐惧，会增加身体内交感神经的活动，也会使肾上腺分泌更多的肾上腺素。这种物质作用于你的汗腺，特别是手掌和腋窝的汗腺并产生汗液，因此你会觉得冒"冷"汗。同时，皮肤中增加的交感神经活动会改变其电阻，这就是测谎仪器的皮肤电反应的原理。

免疫系统

免疫系统是人体的守护神

人体生命是大自然制造并赠送给人类的结构最精准、运转最协调、功能最完善而且至今仍奥秘多多的珍贵礼物。为了生存与健康，它具有极为完备的安全防御系统并设有两道安全防线：一是人体最大的外部组织器官——皮肤，对于外来的细菌病毒起到"御敌于国门之外"的作用，这是人体的第一道防线；二是对于已经进入人体内部的细菌、病毒及"蜕化变质分子"等的侦察、识别、指挥并适时地调动体内的防卫武装力量，给予打击并歼灭之，使人体内始终处于协调运转的安全稳定状态，这是人体的第二道防线，即人体内的免疫系统。

免疫系统的结构繁多而复杂，它是由人体的免疫器官及其免疫细胞所组成。主要免疫器官有骨髓、胸腺、扁桃体、盲肠淋巴结和脾（以前人们不知胸腺、扁桃体和盲肠是人体内的重要免疫器官），其主要任务是制造和生产免疫细胞，它是执行免疫系统各项防御功能的基本力量。免疫细胞大致可分为两大类：即血液中的T细胞和B淋巴细胞，二者都来自于骨髓，但T细胞形成于胸腺，它的主要功能和任务是吞噬消灭外来侵袭物及变异物。血液中的T淋巴细胞、巨噬细胞对细菌、病毒和癌细胞等具有强大杀伤作用，它们由骨髓产生分化而来。如果体内骨髓造血功能发生障碍或胸腺功能减退，就会使人体内的巨噬细胞和T淋巴细胞数量减少，从而使机体的免疫功能下降。因此，体内骨髓造血功能、胸腺功能、血液中的巨噬细胞和T淋巴细胞数量的多少是衡量人体免疫力的重要指标；B细胞最主要功能是制造生产各种各样的抗体，当我们身体的免疫系统健全的时候，一个人在24小时内可自动生成超过1亿个以上不同种类的免疫抗体；巨噬细胞是人体内的清道夫，它的主要功能是吞噬非己外来物、衰竭细胞和任何的入侵物，直到消灭并负责清理战场等。

其实，我们每天体内都会有数以万计的细胞在不断地衰老死亡，这是人类在生长成熟期后都要走向衰老的必然。与此同时，每个正常人的体内每天都会有100～200个突变细胞即癌细胞产生，而40岁以上的中老年人群中，每天每个人的体内则会产生多达3 000～5 000个突变癌细胞。乍一听这令人惊恐不已，但它并不代表人人最终都会得癌症，因为在我们每个人的身体里都有着一支威力强大、反应灵敏、分工精细而又协同作战的精锐防卫部队——免疫系统，在不停地工作着，只要你体内免疫功能未出现异常，你就不必忧虑你的健康。尽管每天都有成百上千个癌变细胞产生，但都能被免疫系统及时消灭干净，使得它们无法生存，你的机体自然就会平安无恙了。

当然，一旦你的免疫功能出了问题，误把它们的幸存者当作自己人并给其提供舒适的生存环境，久而久之，它的队伍就会逐步壮大，到那时可能有10万、20万个癌变细胞。因此，要想保障身体健康，提高自身的免疫力是最佳的预选方案。

分工明确的人体免疫系统

人体免疫系统不仅能抵御外来细菌、病毒和其他有害物质的侵袭，还能清除体内衰老、突变、恶化或死亡的细胞，保卫机体的健康。

免疫系统由淋巴样器官和免疫活性细胞组成。骨髓、胸腺、脾脏和淋巴结都是重要的免疫器官和组织。淋巴管像蜘蛛网一样遍布全身，沟通了淋巴结与全身组织的联系，使人体的每一个部位都处在免疫系统的监护之下。

免疫活性细胞也就是淋巴细胞，它分成3类，担负着不同的任务。一类叫T细胞，是由胸腺哺育的，负责细胞免疫，通过直接的作用或释放出一些淋巴因子来杀伤敌人。第二类是B细胞，负责体液免疫，当发现敌人后，在T细胞协助下能增殖、分化成浆细胞，然后生产出大量的抗体来对抗、中和或杀伤入侵的敌人。第三类叫巨噬细胞，能吞噬并处理病菌，同时在抗体和淋巴因子协助下，攻击、杀伤和处理敌人，再转交给淋巴细胞去加工。

人体免疫系统任务相当艰巨复杂，它能分清敌我，凡是在出生前或在出生几天内，也就是在机体免疫系统发育还没有成熟时期，与机体免疫系统接触过的东西，都被认为是自己的；而在这个时期没有接触过的东西，就一律不是自己的，既不认识，也不接受，会毫不客气的一律加以攻击、杀伤或排斥。因此，凡是不属于自身的或与自身性质不相同的东西（抗原性物质）一旦进入身体，就会引起一系列针对这个抗原的、特异性的免疫反应。

● 趣味阅读

人为什么有"眵目糊"

在我们眼皮里有一块像软骨样的"板"，名叫"睑板"，它是眼里的"油壶"。睑板上面排着整齐的小"喷口"，"油"不断地从各个口子里"喷"出来。因为喷口靠近眼睫毛，所以这种分泌出来的"油"在眨眼过程中就被均匀地涂在眼皮边和睫毛上。这对眼睛有保护作用：既防泪水外溢，又防汗水渗进。可在睡觉时，眼皮不再一眨一眨地开关了，"油壶"分泌的油一下子用不完，剩余在眼睛里，加上眼里原本的细微灰尘以及泪水中的极少残渣，就会混合成为"眵目糊"（眼屎）。

人需要与免疫系统"互动"

在漫长的生命演进的历程中，那些不期而遇的入侵者和隐藏在身体内的病菌、病毒，像魔鬼一样从来就与人类形影不离、纠缠不休。而在与疾病搏击的过程中，人类在自己的身体内建立了一套奇妙的防御体系——人体免疫系统。

人体免疫系统由免疫器官、免疫细胞和免疫分子组成。体内的骨髓是多种干细胞和 B 细胞发育分化的场所，胸腺是 T 细胞发育分化的器官；脾和全身淋巴结是周围免疫器官。

此外，黏膜免疫系统和皮肤免疫系统同样是重要的局部免疫组织。造血干细胞、淋巴细胞系和单核噬细胞系、粒细胞系、红细胞及肥大细胞以及血小板都是发挥免疫作用的细胞。这些血细胞不断死亡又不断新生，以维持免疫功能的动态平衡。

免疫力是指机体识别和排除抗原性异物的功能，即机体区分自己和非己的功能。免疫力不单纯指人体抗致病微生物的抵抗力，其他如非致病性的花粉、药物甚至食物，正常机体内经常出现的衰残细胞以及偶尔突变出现的癌细胞，也都属于非己的抗原性异物。

当今医学研究表明，威胁人类健康的许多疾病都与人体的免疫力有着密切的关系。像慢性支气管炎、哮喘、慢性咽炎、过敏性鼻炎、慢性胃肠炎、慢性肝炎、糖尿病等慢性疾病，甚至一些可怕的疾病如癌症、心血管疾病等，都与免疫相关。

免疫力正常时，对外来的病原微生物有抵御作用，对体内的衰老死亡细胞及其它有害或无用之物，免疫系统也能予以清除。此外，免疫系统对体内少量突变细胞会主动杀灭，防止肿瘤形成。

当然，免疫力也并非越强越好，事实上，免疫力过低或过高都对健康不利，只有维持适度才对人体有利。当免疫调节失衡而免疫反应过强时，对身体危害是极大的。例如个别免疫反应过强的肝炎患者，其体内免疫细胞杀灭肝细胞中的肝炎病毒的同时，大量肝细胞亦因此遭殃，造成暴发性肝炎及急性肝坏死，后果极为严重。

免疫系统自身也需经常锻炼。科学家们认为，轻度碰伤、烫伤等，都是锻炼免疫力的机会。以瘀血为例，当出现瘀血时，淋巴系统就被调动起来去执行自己的使命，消除病灶。这时血液中的白细胞数量大大增加。所以，当生活中不注意受到些微小的碰撞或烧、烫伤时，请不要抱怨，这也许是命运对你的"恩赐"呢。

在长期研究中，科学家们注意到这样一种有趣的现象：有些智障患者、精神病人、流浪街头的人，衣不遮体、食不果腹、居无定所却很少感冒，身体抵抗力远远好过养尊处优的人。研究表明，处于千变万化的恶劣环境中的人，机体经常产生应激反应，免疫系统格外发达，身体的抵抗力比常人高好几倍。

为了获得强健的体格，必须经常刺激应激反应以调动免疫系统，在"战斗"中锻炼身体的卫士。饥饿、寒冷、轻度冻伤、碰伤和少量出血都是可行的实战演练。人在饥饿时，机体开始吞食自己的某些细胞，其中老弱病残的细胞率先被吃掉，可将疾病消灭于萌芽状态。但要注意，饥饿不可过度，否则机体就会产生适应性，处于入不敷出的状态，身体就会受损。

脾脏是人体最大的免疫器官

脾脏位于人体左上腹内，深居于肋弓之后，是一个颜色暗红、质地柔软的网状内皮细胞器官，成年人的脾脏约有巴掌那么大，重200克左右，由几条韧带"悬挂"在上腹部。脾脏是机体最大的免疫器官，占全身淋巴组织总量的25%，含有大量的淋巴细胞和巨噬细胞，是机体细胞免疫和体液免疫的中心，通过多种机制发挥抗肿瘤作用。脾脏切除导致细胞免疫和体液免疫功能的紊乱，影响肿瘤的发生和发展。一般来讲，脾脏有三大功能。

首先它是人体的"血库"，当人体休息、安静时，它贮存血液，当人体处于运动、失血、缺氧等应激状态时，它又将血液排送到血循环中，以增加血容量。胎儿时期脾脏是造血器官，出生后造血功能被红骨髓取代了，但脾脏仍能制造淋巴细胞等与免疫相关系的细胞和物质。脾脏像浸了血的海绵，贮有较多的血液，当人体紧急需要时，脾就收缩挤出血液，所以脾还是个应急的小血库。

其次，脾脏犹如一台"过滤器"，当血液中出现病菌、抗原、异物、原虫时，脾脏中的巨噬细胞、淋巴细胞就会将其吃掉。此外，脾脏还可以制造免疫球蛋白、补体等免疫物质，发挥免疫作用。脾是血循环中重要的滤过器，能清除血液中的异物、病菌以及衰老死亡的细胞，特别是红细胞和血小板。脾功能亢进时能引起红细胞及血小板的减少。脾内的巨噬细胞和淋巴细胞都参与免疫活动。脾脏还有储血、调节血量和产生淋巴细胞的功能。脾为实质性器官，质软而脆，若受暴力作用，易破裂出血而成为急腹症。

此外，脾有产生免疫反应的重要功能，血液中抗原在脾中可引起有力的细胞免疫和体液免疫反应。边缘区是免疫反应启动的重要部位。细胞免疫反应引起围动脉淋巴鞘明显的增大和免疫活性细胞输出的增多。体液免疫反应引起白髓淋巴小结和脾索中浆细胞的增多，同时在脾脏输出血液中抗体的浓度增加。与淋巴结比较，脾中B淋巴细胞的比例更大，还存在有许多抗体依赖细胞毒性淋巴细胞，在特异抗体存在下可实现对靶细胞的直接杀伤作用。脾还能产生对免疫反应有调节作用的活性物质。总之，脾脏的免疫功能在机体的淋巴器官中占有重要的地位。

● 趣味阅读

有趣人体的数字

人的神经系统的信号传递速度每小时达到288公里，到了老年，速度减慢15%。人的舌头平均长9厘米，重50克。舌头由17块肌肉组成，所以异常灵活。人有100万～300万根头发。在可能的情况下，男人定期去理发店，一生中剃掉的头发有9～10米长。女人一生可吃掉25吨食物，喝掉3.7万升液体。男人一生可吃掉22吨食物，喝掉3.3万升液体。女人一生吃得比男人要多些，因为女人的平均寿命比男人要长。女人哭的次数是男人的5倍，结果她们的平均寿命比男人长7岁。

白细胞，人体健康的"功臣"

　　白细胞以前也叫白血球，是保卫人体健康的"斗士"。它既能抵抗、消灭入侵人体的病菌，又能清除自身衰残、癌变的细胞。

　　白细胞是球形有核细胞，比红细胞大而轻。白细胞分两大类：一类细胞中含有许多容易染上颜色的小颗粒，叫粒细胞；另一类是淋巴细胞和单核细胞。粒细胞又按照对染料的反应不同分为嗜中性细胞、嗜酸性细胞和嗜碱性细胞。其中嗜中性细胞又根据细胞核形状分成杆状细胞和分叶细胞，分叶越多，表示细胞越老。各类白细胞在增强抵抗力、保卫人体健康上既各有分工，又协同作战。

　　嗜中性细胞是具有强大战斗力的战士，当病菌等侵入人体或体内出现了衰残坏死的细胞时，它就改变自己的形态，钻出毛细血管壁，游到"出事地点"捉拿"敌人"。然后把"敌人"吃进自己体内，放出各种能分解、消化的酶，把它消化掉。当分解的酶很多、病菌的毒性很大时，白细胞自己也会"牺牲"，并溶解周围的组织。平时见到发炎创口的脓液，就是由这些"英勇牺牲"的白细胞与被杀死的病菌等形成的。

　　嗜酸性细胞也是一种能游走和吞噬"入侵者"的细胞，对控制一些寄生虫病有重要作用，还和人体的过敏反应有关。

　　嗜碱性细胞除了和过敏反应有关外，还能放出一种叫肝素的物质，它具有很强的抗血凝作用，对维持血液的正常流动十分重要。单核细胞从红骨髓产生出来，在血液循环中经过1天左右，就穿过毛细血管进入身体各处的组织中，成为人体内具有最强吞噬能力的细胞。同时它还和淋巴细胞一起对"入侵者"发起针对性很强的抗击战，这就是平时说的特异免疫反应，它是人体保卫自身健康的重要手段。

　　由单核细胞发育成的这种吞噬细胞，又叫巨噬细胞。健康人每立方毫米有5 000～9 000个，它的多少受生理和疾病的影响，所以医生常把白细胞多少作为判断某些疾病的重要依据。各种白细胞寿命各不相同，一般认为粒细胞平均15天左右，淋巴和单核细胞平均100天左右。据说最长寿的可达20年之久，最短的只有几小时。

人为什么连续打喷嚏

喷嚏是人体内一个复杂的反应过程，它综合大脑许多领域的活动。鼻腔黏膜受到刺激，急剧吸气，然后很快地由鼻孔喷出并发出声音。由于鼻腔所受到的刺激有可能是持续的，所以有时人会一连打几个喷嚏。喷嚏排出的气体，可达160千米／小时，一个不受阻挡的喷嚏能散播200～2 000个充满细菌的飞沫到空气中，因此在公共场合随意打喷嚏是极不卫生的行为。然而，憋住喷嚏对身体有一定的伤害，会影响鼻腔软骨、耳膜、视网膜和大脑，严重的能引起流鼻血、头晕、听力受损，甚至视网膜脱落及暂时性的面部肿胀。所以，最好还是把喷嚏打出来，只是打喷嚏前请适当遮掩。

胸腺是中枢免疫器官

胸腺既是一个重要的淋巴组织，和脾同为人体的中枢免疫器官，又是一个具有内分泌功能的腺体。胸腺是长在胸骨后气管前的一个灰红色小腺体。小儿出生时胸腺重约15克，到青春期可达35克左右，以后就再也不长大了，而且随着年龄增大逐渐萎缩，到老年时常缩到比出生时还要小些。

胸腺能分泌胸腺激素，这种激素能使淋巴细胞的一部分发展成为胸腺依赖细胞（T细胞），发挥免疫功能，并使萎缩的淋巴细胞复活，退化的淋巴细胞再生、增殖，加强人体的抵抗力。在血液循环中，胸腺还可以增强T细胞对"入侵之敌"的杀伤力。所以，胸腺对整个人体免疫系统的建立、完善和功能的发挥都极为重要。

科学家曾做过一个实验，把刚生下的小鼠胸腺切除，发现这些小鼠毛无光泽，体重减轻，行动迟缓。实验证明，小鼠的淋巴细胞减少，淋巴组织萎缩，对病菌失去了抵抗能力。切除一周后，再移植一只同种鼠的胸腺，这些现象就全部消失了。

胸腺还有免疫监视功能。它能消灭和制止组织细胞发生恶性变化，减少肿瘤病变。有人认为，老年人就是由于胸腺功能衰退，消灭突变细胞的能力下降，所以患癌症的机会增多。

胸腺素同时又是具有多方面功能的内分泌激素。比如，它能抑制神经末梢合成一种传导神经兴奋的物质，从而抑制运动神经的兴奋，所以胸腺增生或胸腺肿瘤造成胸腺素过多时，就会四肢肌肉无力，甚至连眼皮都抬不起来。切除了胸腺，症状就会得到明显的改善。科学家们还发现胸腺素与衰老有关，并已尝试用它来提高免疫力，进行肿瘤等疾病的治疗和延缓人体衰老过程。

● 趣味阅读

脑子越用越灵

人的大脑皮层约有140亿个神经细胞，但普通人在一生只用10亿个细胞。人多用脑可以开发脑的空间，使脑子越用越灵；如果不用脑，思想懒惰就会反应迟钝。

淋巴结是人体的"烽火台"

在日常生活中，人们借用警报装置来及时发现各种异常情况。淋巴结在人体中有成百上千，它的功用与"烽火台"差不多。正常人浅表淋巴结很小，直径多在0.5厘米以内，表面光滑、柔软，与周围组织无粘连，亦无压痛。平时"风平浪静"，但当某处淋巴结肿大或有其他异常时，表明所属区域器官有病变发生。当细菌从受伤处进入你的机体时，淋巴细胞会产生淋巴因子和抗体作为"武器"，去有效地杀灭细菌。"斗争"的结果是淋巴结内淋巴细胞和组织细胞反应性增生，使淋巴结肿大，称为淋巴结反应性增生，能引起淋巴结反应性增生的还有病毒、某些化学药物、代谢的毒性产物、变性的组织成分及异物等。癌症经淋巴转移时，也会引起淋巴结肿大，先聚集于边缘窦，以后生长繁殖而累及整个淋巴结。因此，肿大的淋巴结是人体的烽火台，是一个报警装置。

淋巴结是淋巴管上无数大小不一的形如蚕豆的肌体。在我们的颈部、腋窝、腹股沟（指大腿）等处，淋巴结最多，并集结成群。由于许多淋巴结位于人体的浅层，它的异常能轻易被人们发现，所以它对某些疾病的诊断有特殊重要的意义。

淋巴结的"预警"功能主要是通过淋巴管收集人体各部分淋巴回

流，过滤淋巴液消灭细菌、清除细胞残屑和其他异物；另外淋巴系统还常成为癌转移的通路。当细菌异物或癌细胞通过淋巴结时，淋巴结内的细胞就同它们"作战"。在作战过程中，淋巴结发生的变化，就构成了"报警信号"。正常人体浅层的淋巴结像米粒一样大小，一般我们不会触及到它们，它们质地较软，光滑且可移动，如果淋巴结出现肿大、疼痛、压痛、质地变硬或变软，与周围组织粘连，也不再像以前那样光滑，有破溃或触及到波动等，那么，这些就都是"淋巴结警报"。

不同部位、不同性质的淋巴结异常有不同的意义。肿大是淋巴结异常中最常见的现象。颌下淋巴结肿大多可推出口腔、面颊、扁桃体炎症或白喉、猩红热及淋巴结自身病变等。耳前淋巴结肿大，常是眼睑、颊、耳颞部发炎引起的；枕部淋巴结肿大，常常是因为头皮有了炎症；左侧锁骨上淋巴结肿大，多见于胃癌、肝癌、胰头癌、胰体癌、结肠或直肠癌；右侧锁骨上淋巴结肿大，多见于支气管肺癌、食道癌；腋下淋巴结肿大，常见原因为乳房、上肢等部位发炎。所以，一旦淋巴结发出"警报"，我们就应当对某个部位高度警惕了。

● 趣味阅读

免疫的助手盲肠

盲肠既能够帮助 B 细胞成熟发展以及抗体（IgA）的生产，又扮演着交通指挥员的角色，生产分子来指挥白细胞到身体的各个部位。盲肠还能"通知"白细胞在消化道内存在入侵者。在帮助局部免疫的同时，盲肠还能帮助控制抗体的过度免疫反应。

抗原和抗体是一对"生死冤家"

凡是能刺激人体引起特异免疫反应、产生抗体的物质都叫做抗原。抗原一般都不是人体自身的正常成分，最常见的抗原是使人生病的细菌、病毒和它们放出来的一些毒素，或异体蛋白。

抗原进入人体后就刺激免疫系统，使体内产生抗体和致敏淋巴细胞。抗体是由体内 B 淋巴细胞在抗原刺激下合成的具有特异性免疫功能的球蛋白，又称免疫球蛋白（Ig）。它能与细菌和病毒等发生特异的结合，使之失去对人体的伤害作用。

人体的免疫系统好像一个技艺高超的能工巧匠，来一种抗原就制造一种专门对付它的抗体，从而有效地保护着自身的健康。

现在把抗体分为5大类，即IgG、IgA、IgM、IgD和IgE。其中IgG最多，约占Ig总量的80%。医学上往往通过检查病人血液中有没有某种抗原或抗体来诊断疾病，如抽血测定有无乙型肝炎表面抗原（化验单上写作HBsAg或HAA），来帮助诊断是否传染上了乙型肝炎。科学家还把它用来预防疾病。比如把破伤风毒素（即抗原）注射到马的体内，使马产生抗体，然后把含有抗体的马血清取出来制成预防破伤风的注射液，当病人需要时注入人体，即可直接中和外来的破伤风毒素，从而使它失去毒性，起到预防破伤风发生的作用。

在一般情况下，人体的免疫系统是"敌我"分明的，不会把自身成分当作抗原而产生免疫反应。但当细胞衰残、癌变时，或受药物影响，或外伤，或不明原因地使一些平时与血液不直接接触的成分进入了血液，都有可能使某些自身成分变成为一种抗原，引起免疫反应。譬如，红斑狼疮病人的免疫系统，会把自身细胞核中的正常成分当成抗原，产生抗核抗体，在人体中发生了"内战"，结果造成了广泛的细胞受损。

● 趣味阅读

聪明与否不取决于脑量

人的脑量大于多数动物的脑量，人比动物聪明得多。但是脑量的大小并不能完全决定聪明的程度，还要看质量。同样脑量的人聪明程度有很大差别，脑量小的也有成功之才。

吞噬细胞，我们的"贴身保镖"

侵入人体的细菌、病毒或异物，以及人体产生的衰老、损伤细胞和坏死组织等，均需经吞噬细胞吞噬、消化，予以清除。所以，吞噬细胞被誉为"人体健康的卫士"。

吞噬细胞从形态上可分为大吞噬细胞和小吞噬细胞两类。大吞噬细胞包括单核细胞和巨噬细胞。单核细胞占白细胞总数的3%～8%，是血液中最大的细胞，直径为14～20微米左右，圆形或卵圆形。细胞内有许多细小的嗜天青颗粒，此即溶酶体，内含过氧化物酶、酸性磷酸酶、非特异性酯酶和溶菌酶等，寿命可长达75天左右。

单核细胞渗出血管进入组织和器官后，可进一步分化发育成巨噬细胞，成为机体内吞噬能力最强的细胞。巨噬细胞可以是固定不动的，也可以用变形虫样运动的方式移动。固定和游走的巨噬细胞是同一细胞的不同阶段，两者可以互变，其形态也随功能状态和所在的位置而变化。巨噬细胞在不同组织中的名称不同：在肺里称"肺巨噬细胞"；在神经系统里称为"小神经胶质细胞"；在骨里则称为"破骨细胞"。

单核细胞和巨噬细胞都能消灭侵入机体的细菌，吞噬异物颗粒，消除体内衰老、损伤的细胞和变性的细胞间质，杀伤肿瘤细胞，并参与免疫反应。

小吞噬细胞由中性粒细胞和嗜酸性粒细胞组成，以中性粒细胞为主。中性粒细胞占白细胞的50%～70%，细胞呈圆形，直径10～12微米。细胞质中含有大量的细小颗粒，可分为嗜天青颗粒和特异性颗粒2种。前者约占颗粒总数的20%，直径0.4微米左右。它们也是溶酶体，内含酸性水解酶和过氧化物酶等。特异性颗粒约占颗粒总数的80%，直径为0.3微米，内含碱性磷酸酶、溶菌酶等。

中性粒细胞具有很强的变形运动能力，能吞噬、消化细菌及机体本身的坏死组织和衰老的红细胞，故有防御病菌和清除坏死组织的作用。它是机体发生急性炎症时的主要反应细胞。细菌毒素和坏死组织的产物能引起炎症反应，这些物质可使中性粒细胞发生超化性，能以变形运动穿出毛细血管，集聚到细菌侵犯的部位，大量吞噬细胞，在胞质内形成吞噬体。吞噬体先后与特异性颗粒和溶酶体融合，细菌即被各种水解酶、过氧化物酶、溶菌酶及其它具有杀菌作用的蛋白质、多肽等成分杀死并分解消化。中性粒细胞吞噬细菌后本身也死亡，形成脓球。中性粒细胞还能在无氧环境中生活并发挥作用，它可在坏死组织中杀菌和清除组织碎屑。

嗜酸性粒细胞较中性粒细胞略大，直径约10～15微米，占血中白细胞的1%～4%。细胞圆形，内中充满较大的嗜酸性颗粒，它们是一种特殊的溶酶体，含过氧化物酶、酸性磷酸酶等。嗜酸性粒细胞能进行变形运动，吞噬物体能力弱但有选择性，对细菌和异物的吞噬不积极主动，却能迅速吞噬抗原——抗体复合物，并通过溶酶体酶的消化降解作用减轻其对组织的有害作用。嗜酸性粒细胞对组织胺和5-羟色胺有解毒作用，具有减轻诸如荨麻疹、哮喘等某些过敏反应的功能。

扁桃体是细菌的"鬼门关"

腭扁桃体和腺状增殖体是淋巴腺组织的一些松散小球。人类若干年前还认为，它们的功能只是分泌黏液，在其他方面则是传染病的祸端，结果便被白白地手术掉了。20世纪70年代，患咽峡炎的孩子每2个中有1个要割去扁桃体和腺状增殖体。可新的研究表明，扁桃体可以保证人体不受外来感染的侵害，随同空气一道进入体内的有害微生物有70%以上就过不了它们这一关。除此之外，扁桃体还分泌有助参与造血的细胞合成的生物物质。

当你张大嘴巴、压低舌头时，在咽喉部可以看到两侧各有一块大小如花生米或枣子的粉红色东西，这就是扁桃体。它像一对守门的警卫，守卫在咽喉重地。扁桃体不仅能产生淋巴细胞，还能制造抗体，抵制和消灭自口鼻进入的致病菌和病毒，防止疾病发生。在小儿5岁前，扁桃体产生淋巴细胞和抗体的功能最活跃，所以5岁以前的孩子扁桃体常常有生理性增大。

在舌根、咽部周围的上皮下有几群淋巴组织，按其位置分别称为腭扁桃体、咽扁桃体和舌扁桃体。其中以腭扁桃体最大，通常所说的扁桃体即指腭扁桃体而言。腭扁桃体有一对，位于舌腭弓与咽腭弓之间，卵圆形，表面为复层鳞状上皮所覆盖。上皮向扁桃体内部陷入形成10~20个隐窝，隐窝中含有脱落的上皮细胞、淋巴细胞及细菌等。上皮下方及隐窝周围密集分布着淋巴小结及弥散淋巴组织，淋巴细胞常穿过上皮而沉积于口咽部。扁桃体的被膜是一层致密的结缔组织，它把腭扁桃体与邻近器官隔开，有阻止腭扁桃体感染扩散的屏障作用。

扁桃体可产生淋巴细胞和抗体，故具有抗细菌抗病毒的防御功能。咽部是饮食和呼吸气的必经之路，容易隐藏病菌和异物。咽部丰富的淋巴组织和扁桃体执行着机体这一特殊区域的防御保护任务，不过此处也易遭受溶血性链球菌、葡萄球菌和肺炎球菌等的侵袭而发炎。这些细菌通常就存在于人的咽部和扁桃体隐窝内。正常情况下，由于扁桃体表面上皮完整和黏液腺不断地分泌，可将细菌随同脱落的上皮细胞从隐窝口排出，从而保持着机体的健康。

眼球为什么不会结冰

为什么在极端寒冷的环境里我们的眼球却不会结冰呢？这是因为我们眼球的大部分都安全地隐藏在眼窝里，能够很好地与严寒或炎热隔绝。360°的眼球直接暴露在空气中的部分还不到180°的范围。尽管眼球的确是充满了两种液态物质（水和玻璃样液体），且这两种液态物质在极端低温下也的确是形成冰冻的基础物质，然而眼内的这两种液体中都含有高浓度的抗冻化学成分（钠盐、钾盐和氯化物）。所以眼球即使在低温下也很安全。而且，在任何情况下，在天寒地冻的环境下，人体会作出应急反应，暂时减少手足的大部分血液供应，转而将这部分血流用于依靠温度维持生命的基本脏器，例如大脑、心脏和眼球。在这一应急过程中，大脑的大量供血，除了用于保持自身温度以外，同时也保证了眼球的温度。

重新审视"无用"的阑尾

阑尾是人类的一种退化器官（食草动物的阑尾很发达），长约7～9厘米，直径约0.5厘米，位于腹部的右下方、盲肠内侧，近端与盲肠相通，远端闭锁。由于阑尾腔细小又是盲管，食物残渣和粪石等容易掉入腔内，堵塞管腔引起发炎，被称之为阑尾炎，俗称"盲肠炎"。

过去人们认为阑尾是人类进化过程中留下的一段没有生理作用的肠子，还要发炎招来疾病，所以一发炎就手术切除了。但通过进一步的研究，人们发现阑尾在胎儿和青少年时期起有重要的作用。人类胚胎在发育到第十一周左右，在阑尾中就已出现了内分泌细胞。胎儿阑尾的这些内分泌细胞，已经产生了种种生物氨和肽激素，以及有助于生物学控制（自我平衡）机制的化合物。

研究人员现在认为，成人身上的阑尾主要与免疫功能有关。人出生后不久，淋巴组织便开始在阑尾中聚积，在20岁左右达到高峰，之后便迅速下降，并在60岁后消失殆尽。不过，在身体发育阶段，阑尾能够发挥淋巴器官的功能，促进B淋巴细胞（一种白细胞）的成熟和免疫球蛋白 A 类抗体的生成。研究人员还证明，阑尾参与制造的分子有助于淋巴细胞向身体内的其他部位转移。

阑尾的功能还包括使白细胞对各种抗原或存在于胃肠道的异物产生影响，这样阑尾就有可能抑制破坏血液和淋巴产生的体液抗体反应，促进了局部的免疫功能。

由此看来，阑尾的功能使白细胞接触胃肠道里的大量抗原，即外来物质。因此，阑尾可以帮助抑制具有潜在破坏作用的体液性抗体反应，同时能够提供局部的免疫作用。阑尾像胃肠道其它部位很薄的派尔淋巴集合小结构——从肠道内容物中吸收抗原并对这些内容物产生反应。这个局部免疫系统在生物及控制食物、药品、微生物和病毒抗原方面均起了至关重要的作用。这些局部免疫系统和肠道炎症，以及附属于全身免疫系统的自体免疫反应的关系，目前还在研究之中。鉴于阑尾尚具的这些生理作用，我们要善待阑尾，且手下留情，不要动不动就将它切了。

泌尿系统

肾脏，人体尿液的过滤器

肾脏就是人们常说的"腰子"。肾是制造尿液的器官，承担着清除血液中的废物、保持血液清洁的任务，被人们比喻为"人体工厂中的清洁工"。

人有左右两个肾，分别位于脊柱两侧，紧贴后腹壁，左肾位置略高一些。肾的大小和拳头差不多，每个约有 150 克重。体内血液时刻不停地运送氧和各种营养物质到全身各处，同时也收容了全身组织产生的各种废物。有些废物是有毒的，如果不把它们及时从血液中清除掉，会对人体产生危害。

肾脏的制尿部分由许多肾单位组成。一个肾大约有 100 万个肾单位，每个肾单位由肾小球和肾小管构成。肾小球是个像毛线团的血管球，由一团毛细血管构成。肾小管形似一个长而弯曲的管子，每个单位的肾小管约5～5.5厘米。若把一个人肾脏所有的肾小管都拉直接起来，约有200多千米长。肾小球很像一个小小的过滤器，当血液流经肾小球时，血浆中的废物如尿素、尿酸，以及一些有用的化学成分都随着液体被滤到肾小管里。这滤出的液体叫原尿，是生成尿的第一步，还不是最后排出的尿液。健康人每天生成的原尿约有150升左右，但实际排出的尿液只有1%，原尿中99%的水分被肾小管重新吸收回到血液中去。肾小管还能将原尿中的有用物质吸收到血液里，并把肾小管周围血液中没被滤掉的多余物质送到尿液中。经过肾小管对原尿的加工处理后，剩下的尿液便流到集合管中，最后汇集到肾——排尿部分的肾盏和肾盂，从这里再经输尿管导入膀胱。尿液在膀胱中积到一定的量，膀胱壁上的压力感受器就会把这种刺激传给神经系统的排尿中枢，并经传出神经"指挥"膀胱收缩和尿道括约肌放松，尿就会从尿道口排出了。与此同时，如果故意憋尿容易导致健康受损。

体内血液时刻不停地运送氧和各种营养物质到全身各处，同时也收容了全身组织产生的各种废物。有些废物是有毒的，如果不把它们及时从血液中清除掉，会对人体发生危害，所以肾脏担负着巨大的工作量，它的血流量是很大的。2个肾脏只占体重的0.5%左右，但流经肾动脉的血流量占了心输出量的24%，比大脑的供血量还大4倍，平均每分钟就有约1 200毫升的血液流入肾中过滤。在一昼夜间，人体中的血要流经肾脏约300次。排尿的多少与喝水、出汗多少有关。但一个人每天的尿量不能少于500毫升，否则，代谢废物就会在体内积累，引起中毒甚至导致昏迷、死亡。这种现象在医学上叫做"尿中毒"。

● 趣味阅读

活性氧，人体内的"杀手"

人类没有氧气就无法存活，但氧气变质后，却会成为危害人体的物质，这就是活性氧（即自由基）。人类从空气中吸收氧气，在体内产生能量，在此过程中会产生活性氧。吸入体内的氧气约有2%会成为活性氧，只要有呼吸，就无法避免活性氧的产生。除了呼吸之外，紫外线，药物，烟以及精神、肉体上的压力都会产生活性氧。活性氧具有高氧化力，对身体会造成破坏，但另外一方面也有杀菌、解毒（药物）、合成激素等

127

重要功能，而且体内对于活性氧的攻击，也有完善的防御系统。但是活性氧过剩就会对细胞产生杀伤力，以对癌症、心脏病、脑中风这三大成人病的影响为首。糖尿病、白内障、痴呆症、肝炎、肾炎等疾病除了病原体为细菌的感染症状之外，其他大部分的症状都被认为与活性氧有关。

肾脏有哪些"杀手锏"

肾脏是泌尿系统的主要器官，它通过生成和排出尿液，排出体内代谢废物及有害物质，重新吸收有用物质。肾脏可调节水、渗透压及酸碱平衡来维持机体内环境的稳定，它分泌的各种物质与人体的多种代谢有关。因此，肾脏是维持人体正常生命活动的重要器官，那么，对于保护人体健康，肾脏有哪些"杀手锏'呢？

第一，维持水的平衡。肾脏是通过生成尿液来实现这一功能的。生成尿液是肾脏的主要功能，尿的生成来源于血浆，通过肾小球的过滤、肾小管的重吸收、肾小管的排汇和分泌这3个过程来完成。在这3个过程中，除了生成尿液以外，肾脏同时根据体内水分的多少对尿量进行调节，从而保持水的平衡，维持人体的正常功能。

第二，排泄代谢产物和有害物质（毒物、药物等）。肾脏通过生成尿液对血浆进行滤过，将体内新陈代谢的产物和其他一些进入人体毒物、化学药物滤出，保留水分和营养物质，并通过尿液的排出方式将这些废物和有害物质排出体外，从而保证了人体内环境的稳定。

第三，维持酸碱平衡。肾脏通过排出酸性物质、吸收碱性和碱性物质的方式来调节人体体内的酸碱平衡，还可通过控制酸性和碱性物质排出量的比例来维持酸碱平衡。

第四，保持体液成分，维持体液电解质平衡。肾脏可对人体有机物质，如血浆血蛋白、葡萄糖、氨基酸、激素、维生素和钾、钠、氯等无机盐进行调节，使其按一定比例和浓度存在于体内，以起到维持人体正常生命活动的作用。

第五，内分泌功能。肾脏能分泌和合成一些物质，起到调节人体生理功能的作用。它分泌的肾素、前列腺素，通过影响血管紧张素 Ⅱ 的生成而发挥调节血压和水盐代谢的作用。通过产生促红细胞生成因子、分泌红细胞生成素参与造血，能刺激骨髓红系统增殖、分化，促进血红蛋白合成。它促进具有生物活性的维生素D，参与调节钙磷代谢，起到了维持骨骼的正常结构与功能的作用。

尿在人体中的"生产"过程

在我们身体的后腰里长着两个肾脏，人身体里的血液流到肾脏时，血液里面多余的水分、盐和身体里产生的废物被过滤出来，再经过两条细长的输尿管流进盛尿的"仓库"——膀胱里面，这就是尿。当尿液把膀胱快装满了的时候，人就会觉得憋不住，就要撒尿了。

正如以上所说的那样，产生尿液后，尿通过输尿管进入膀胱，并在那里蓄积。膀胱的尿量达到一定程度后，此信息通过骨盆神经到达脊髓的骶髓。这种信息反射有两个路线，一个是通过骨盆神经使膀胱的肌肉收缩。另一个是通过阴部神经使位于尿道入口的尿道括约肌松弛。

当我们想要排尿而场所不方便时，其控制机理是从大脑皮质对阴部神经进行刺激，命令外尿道括约肌收缩。但这种来自大脑的刺激在幼儿时并不完全，所以有时会尿床。

另外，在骶髓上方一旦受伤骨折时，便不能接受来自大脑的抑制信息。当有排尿反射时，比如膀胱的尿量达到一定程度后，其反射使膀胱肌肉收缩，外尿道口的括约肌松弛，于是尿液排泄，这是无意识排尿的原因。

在这种情况下，由于尿不能完全排出，会有一部分在膀胱中残留，导致从尿道进入细菌，发生膀胱炎，并且细菌若再进一步顺尿管上行的话，有时会引起肾盂炎。如果不及时治疗，则会反复发生难以治愈，最后导致肾机能不全乃至肾机能完全丧失。从前因脊髓受损致使下半身瘫痪的人，经常因肾机能不全而死亡。

● 趣味阅读

人为什么会笑得肚子痛

跑步和长时间大笑可引起侧腹痛。这些运动至少有一个共同点，那就是都要用到横膈膜。当你大笑时，肺部会吸入大量空气产生膨胀，向下推挤横膈膜。与此同时，腹肌缩小向上挤压横膈膜。有时当你大笑不止时，你会感到右臂疼痛和侧腹痛，这是因为给横膈膜传达信息的神经也经过右臂。

膀胱，男女都有什么不同

膀胱为锥体形囊状肌性器官，位于小骨盆腔的前部。成年人膀胱位于骨盆内，为一贮存尿液的器官。婴儿膀胱较高，位于腹部，其颈部接近耻骨联合上缘；到20岁左右，由于耻骨扩张，骶骨角色的演变，伴随骨盆的倾斜及深阔，膀胱即逐渐降至骨盆内。空虚时膀胱呈锥体形，充满时形状变为卵圆形，顶部可高出耻骨上缘。成人膀胱容量为300～500毫升尿液。膀胱底的内面有三角形区，称为膀胱三角，位于两输尿管口和尿道内口三者连线之间。膀胱的下部有尿道内口，膀胱三角的两后上角是输尿管开口的地方。

膀胱底部固定在前列腺和尿道上，而前列腺和尿道则与尿道生殖膈相连；前面有耻骨前列腺韧带固定于前列腺和耻骨后面；侧面由提肛肌反折所组成之侧韧带固定于盆腔边缘。

腹膜自腹壁前面和侧面反折，遮着膀胱前面和两侧壁，后面在男性则向直肠反折，成为直肠膀胱间隙，在女性则向子宫反折，成为子宫直肠窝。腹膜和膀胱顶部有一小块面积紧密粘着，其余部分较易剥离。膀胱空虚时，腹膜下降到耻骨联合处，充盈时随着膀胱上升，使大部分膀胱位于腹膜以外。

男性膀胱底上部借直肠膀胱陷凹与直肠相邻，在腹膜返折线以下的膀胱底与输精管壶腹和精囊相邻；在女性与子宫及阴道前壁相邻。膀胱上面与小肠袢相邻，女性还与子宫相邻。膀胱的下部即膀胱颈，下接尿道，男性邻贴前列腺，女性与尿生殖膈相邻。膀胱虚时，完全位于小骨盆腔内，耻骨联合后方，充盈时可高出耻骨联合上缘水平以上。膀胱底的后方，女性邻子宫颈和阴道上段，男性邻直肠、输精管壶腹和精囊。

在男性，膀胱底部是和直肠间接相连的，中间有精囊、输精管和壶腹及直肠膀胱筋膜，输尿管靠近精囊所在处进入膀胱。在女性，膀胱后面是与子宫膀胱间隙相连，但和子宫体隔开。在这一个腹膜间隙下面，膀胱是与子宫颈、前阴道壁直接相连的。在输尿管外侧，膀胱与前层阔韧带相连，子宫体和底位于膀胱之上。

副交感神经为运动神经，起排尿作用。体干神经主要作用为控制尿道外括约肌的收缩。交感神经为感觉神经，和逼尿神经的运动无关，不起排尿作用。

膀胱的主要血液供应来自髂内动脉前支之膀胱上下动脉。膀胱上动脉供应上侧壁，下动脉供应底部、前列腺及上1/3尿道。次要的为痔中、闭孔及阴部内动脉等。在女性，除膀胱动脉以外，尚有阴道及子宫动脉供应膀胱。

正常排尿是一种受意识控制的神经性反射活动。当尿量达到300～400毫升，膀胱内压升至60～70厘米水柱左右时，逼尿肌受到膨胀刺激，发生阵发性收缩。膨胀刺激的冲动，对平滑肌加强以后，排尿感觉由副交感神经感觉纤维反映到脊髓反射弧，再由薄神经束传导到大脑中枢，随后高级排尿中心将运动冲动由降皮质调节束，通过盆神经、副交感神经输出纤维到达膀胱，使膀胱逼尿肌收缩。排尿开始中间有一个潜伏期，当逼尿肌收缩时，除基底圈外，所有膀胱各肌层均同时活动，但基底圈紧张性的收缩仍能维持底盘扁平的形状。因此，膀胱颈仍然是关闭着的。在这一潜伏期间，内外纵肌层的收缩，对三角区肌的牵拉，使底盘开放开始排尿。待膀胱近乎排空仍有少量残余尿时，尿道旁横纹肌的收缩能打开底盘，使尿液排空。

此外，膀胱内容量与排尿感觉之间的关系还受精神因素和下尿路病变的影响。由于排尿活动在很大程度上受到意识的控制，在膀胱充盈不足时也能完成排尿动作，因此，在精神紧张时，通常有人表现为尿意频繁。正常人在每次排尿后膀胱内并非完全空虚，一般还有少量尿液残留，称为残留尿。正常成人的残留尿量约10～15毫升。残留尿量的多少与膀胱功能有着密切关系。老年人残留尿量通常有所增加。残留尿量的增加是导致下尿路感染的常见原因之一。

● 趣味阅读

呼吸方式有两种

肺的前方有胸骨，后方有胸椎，肺简直就像笼中之物一般。这个"笼子"就称为胸廓。肺本身并没有吸入空气的力量，肺就像气球一样，随着胸廓容积大小的改变而膨胀收缩。让肺膨胀收缩有两个方法，一个是使用肋间肌让胸廓的骨骼组织前后左右移动，借以增减容积。另外一个方法是横膈膜收缩舒缓，也可以改变胸廓的容积。呼吸时，主要分为运用肋间肌推动骨骼组织的胸式呼吸法和移动横膈膜的腹式呼吸法。自然的呼吸运动是两者并存，腹式呼吸占 2/3，胸式呼吸占 1/3。以性别来看，男性腹式呼吸的比率较高，而女性胸式呼吸的比率较高，原因是女性腹部的肌肉较弱。

男性尿道有个"控制阀"

男性尿道起自膀胱下端的尿道内口，止于阴茎头的尿道外口，全长 16～20 厘米，管径平均为 5～7 毫米，可分为前列腺部、膜部（合称后尿道，即尿道的后半部分）和海绵体部（前尿道，即尿道的前半部分）。男性尿道的两头各有一个"开关"，其中尿道的内口处有收缩力很强的膀胱颈括约肌，又称尿道括约肌，是男性尿道的"内开关"；而膜部为贯穿尿生殖膈的部分，周围绕有尿道膜部括约肌，可随意收缩阻止排尿，又称尿道外括约肌，是男性尿道的"外开关"。这两道"开关"作用显著，可以随主人的意愿"开"和"关"。

排尿时，精液不会来"凑热闹"。尿液由双侧肾脏产生，经输尿管汇集于膀胱内，此时男性尿道的"内开关"收缩关闭。随着贮尿量增加，膀胱内压力升高，由于膀胱平滑肌有良好的伸展性，开始时内压升高很慢，当尿量增加到 400 毫升时，便产生尿意，可在大脑皮层有意识的控制下排尿。当尿量增加到约 500 毫升时，内压超过 1.33 千帕（10 毫米汞柱），此时尚可有意识地控制排尿。但当尿量增至 700 毫升以上时，内压急剧升高，膀胱就会出现胀痛感，排尿活动就难以控制了。这时，通过神经反射活动能够引起膀胱逼尿肌收缩，男性尿道的"内开关"就松开了，尿液进入后尿道。后尿道的感受器受到尿液刺激，再次通过神经反射，使男性尿道的"外开关"开放，于是尿液通过前尿道排出体外。此时，通过神经反射同时会抑制性反应中枢，使精液静静地呆在自己的"地盘"，不会来"凑热闹"。

与此同时，排精时尿液不会"惹是生非"。在性活动中，当性兴奋到高潮，刺激达到射精阈值（相当于扭动开关的力度）时，精液就会排出来。它包括泄精和射精两个阶段。

当性反应过程进入平台后期，临近性高潮时，平时储存在附睾尾部的精子和睾丸液，在交感神经释放的"信使"——去甲肾上腺素作用下，附睾尾部和输精管、射精管的平滑肌发生协调性节律性的强烈收缩，将附睾管内和输精管内的液体及精子驱入后尿道。此时，精囊腺在众多肌肉的收缩下将精囊液（占精液55%以上）排入后尿道；前列腺平滑肌也发生收缩，将前列腺液（占精液40%左右）排入后尿道。精子、精囊液、前列腺液在尿道的后半部分"会师"，共同组成精液。此时，男性尿道的两个"开关"都是关闭的，形成一个容纳精液的密闭小空腔；"内开关"阻止精液返流进入膀胱，"外开关"防止精液外泄。至此泄精阶段完成。

随后射精阶段就开始了。当性刺激进一步加强达到一定阈值，性高潮就产生了。此时，后尿道内压力增高，内压反射引起射精中枢兴奋，发出强烈的冲动，并通过神经将信号传到球海绵体肌、坐骨海绵体肌及会阴部肌群。这些肌群发生波浪式协调性的强烈收缩，将进入后尿道的精液推向尿道外口。此时，男性尿道的"外开关"也配合发生节律性收缩放出精液。在此过程中，尿液无论有多少都被"内开关"牢牢地关在膀胱内，不会出来"惹事生非"。因此，在正常情况下，精液和尿液的排出是泾渭分明、互不干扰。

生殖系统

男性的外生殖器官

男性的外生殖器主要有阴茎、阴囊和尿道。

阴茎的主要功能是排尿、排精液和进行性交，是性行为的主要器官。阴茎皮肤极薄，皮肤下无脂肪，具有活动性和伸展性。它的结构比较特殊，是由几对含有极丰富血管的海绵体所组成。当有性冲动的感觉时，海绵体内的血管会充血鼓胀，使阴茎变粗，质地变硬，这就是阴茎的勃起。在无性冲动时，阴茎绵软。正是由于阴茎的勃起，才使男女两性间的性行为能够顺利进行。

阴茎的前端是龟头，由于分布着很密的神经纤维，感觉特别敏锐。但在青春期以前，龟头往往被其周围一层皱褶的皮肤所包裹，这就是包皮。当性器官开始发育后，包皮渐渐退缩使龟头暴露出来。也有个别的男孩，由于包皮过长，即使在青春期发育后，龟头仍不能外露，平时又不太注意外阴部的清洁，分泌物在此积聚而形成包皮垢，若长期刺激龟头表面黏膜，可造成癌变。包皮垢也可能引起局部发炎，使过长的包皮与龟头粘连在一起，称为包茎。不论是包皮长或包茎，一旦发现后应进行手术切除，以免后患。

阴囊在阴茎的末端，是由皱褶的皮肤所构成的"小口袋"，分左右两半，内各有一个睾丸及附睾，为男性外生殖器官。

从比较解剖学来看，雄性鱼、禽类的性腺都在体腔内，没有阴囊，只有高级哺乳雄性动物的睾丸在躯干体腔外有阴囊，这是适应睾丸比体温低才可有利精子生成的一种进化。睾丸对温度的要求比较严格，有特殊构造的阴囊皮肤就起到了调节温度的作用。当天气炎热或人因生病而发热时，阴囊的皮肤立即松驰，使温度下降。而当气温降低时阴囊又皱缩，紧紧地包着睾丸，并尽量向身体靠近，以增加温度。阴囊的这种调节功能是睾丸能产生正常精子的重要保证。

阴囊壁即是腹壁的延续，表层为皮肤，没有皮下脂肪。皮肤下即为含有平滑肌纤维的肉膜组织。精膜和睾丸鞘膜，肉膜与部分筋膜在阴囊中线处伸入深部，形成阴囊中膈，分别容纳左、右睾丸。阴囊皮肤薄而多皱壁呈暗褐色，阴毛稀疏弯曲。阴囊皮肤含丰富的皮脂腺与大汗腺，其分泌物与外阴的细菌作用后可产生非凡气味。皱壁丰富的阴囊壁有较大的舒缩性，环境寒冷时阴囊收缩，暖和时阴囊松弛伸展，汗腺分泌增加，从而调节阴囊内温度以有利睾丸生成精子。阴囊皮肤为男性性感区之一，性兴奋时阴囊收缩、增厚并提升。

尿道是一条细长的管子，一端连结着腹腔内的膀胱，另一端开口在阴茎龟头的顶端。尿道是人体排出尿液的通道，属于排泄系统的器官。但由于男性的精液也是由尿道排出体外的，所以也被列为生殖器官的一个组成部分。

女性一生中"损失"多少血

在正常情况下,女性12~14岁开始的月经周期并不规则,1~2年后便逐步规则。45岁左右月经逐步停止,停经后的时间称为绝经期。据调查统计,女性每次月经的流血量约75毫升左右,一名女性的月经期按30年计算,总出血量约为27 000毫升(不包括分娩出血),这相当于5.5个体重60公斤人体内的全部血液量。女性一生有这么多的生理性出血量,但并不影响她们的身体健康,而且还有大量资料说明女性的平均寿命比男性高。女性这一特有的生理性特征,为她们带来了健康与长寿,或者可以说是人类伟大母亲的一份特殊"礼品"。

睾丸和附睾是一对"兄弟"

在男性的内生殖器中,睾丸是主性器官。正常男性有2个睾丸,分别位于阴囊左右侧。睾丸呈卵圆形,色灰白。成人睾丸长3.5~4.5厘米,宽2~3厘米,厚1~2厘米,每侧睾丸重10~15克。一般左侧者比右侧者低约1厘米。有的人睾丸一大一小,一高一低,如果差别不大,均属正常。它的主要功能与女性的卵巢相类似,产生生殖细胞——精子及分泌雄激素——睾酮,因此睾丸的结构与功能的正常是保证男性生殖器发育、第二性征出现的重要因素。如果在幼年时切除了睾丸(像古代皇宫中的太监),到了青春期发育时,男性的第二性征就不出现,更无生殖能力。也有些男性虽有睾丸,但在胎儿或婴儿期没有从腹腔下降至阴囊里,这种叫做"隐睾症"。如果不及时发现及治疗,也会影响性发育及性功能。

睾丸内有大量弯曲的精曲小管,其间含有间质细胞。精曲小管是产生精子的地方,一个人一生中产生的精子数目大得惊人,1次射精3~4毫升,含有3~4亿个精子,少则也有1~2亿个;一生中产生的精子数竟可达1万亿个以上。精子的产生易受温度等多种因素的影响,如果睾丸周围温度过高或受到化学毒物的影响,精子的产生将出现障碍。间质细胞产生雄激素，与男性第二性征、生理功能等密切相关。

　　附睾的主要功能是促进精子发育和成熟，以及贮藏和运输精子。精子从睾丸曲细精管中产生，但缺乏活动能力，不具备生育能力，还需要继续发育以至成熟，此阶段主要在附睾内进行。附睾分泌一种直接哺育精子成熟的液体，称为附睾液，其液体中钾、甘油磷酸胆盐、糖苷酶浓度高，酸碱度低。一般来说，附睾贮存约70%的精子（2%贮存在输精管中）5～25天，平均12天，要比在男性生殖器的其他部位的时间都长。附睾中的精子在性交时，通过附睾管、输精管、经射精管及尿道排出体外。精子在附睾管若长期不排出，则部分被分解吸收，部分逐渐进入尿道随尿液排出。所以在成年男性的尿液检查时，偶或可以发现精子。当附睾发生炎症或其他疾病时，可影响精子成熟的程度而不利于生育。

● 趣味阅读

双胞胎的秘密

　　据统计，人类在每89次生育中就有一次是双胞胎。双胞胎有两种情况：一种是两个卵子同时受精，在母亲的子宫中发育成两个胎儿，这叫作双卵双胎或两卵双生。另一种是一个卵受精后分裂成两个个体，分别发育成两个胎儿，叫作单卵双胎或一卵双生。双卵双胎孩子的血型、性别可能相同或不同，面貌的相似程度与兄弟姐妹之间差不多。单卵双生婴儿的血型和性别都相同，面貌很像，有的甚至在性格、心理等方面都很相似。

男性内生殖器的附属"设备"

　　精子成熟后必须找到一条离开身体的通道，输精管道起的就是这个作用。我们已经知道阴茎和阴囊均生长在体外，但实际上它们由一套进入下腹内部的管道系统连接在一起。睾丸进入下腹的通道是由一根很长的输精管实现的，它至少有一部分处在下腹的深处。精子是一些可以自行活动的细胞——我们经常把它们比做蝌蚪。它们生活在能够自由游动的液体中。前列腺和精囊等附性腺通过产生精液来为他们提供这种液体。

精囊。主要功能是分泌一种黏液，既不产生精子，也不贮藏精子。精囊分泌物含黏液、磷酸胆盐、球蛋白、柠檬酸和苷糖等碱性胶状液，其中主要是柠檬酸（125 毫克／100 毫克）和苷糖（315 毫克／100 毫升），它们是精液的主要组成部分（约占 50% ~ 80%），射精时在前列腺液之后排出，苷糖在射精后提供精子活动的主要能源；精囊分泌物含凝固酶，主要作用是当精液射入女性阴道之后，可促使精液在阴道内保持短暂凝固，防止从阴道中流出，增加受孕机会。

当精囊发生炎症或身体健康不佳时，则影响精囊分泌功能，苷糖含量减少，减弱精子活动力，甚至导致精子死亡，而造成男性不育症。

精索。主要功能是将睾丸和附睾悬吊于阴囊之内，保护睾丸和附睾不受损伤，同时随着温度变化而收缩或松弛，使睾丸适应外在环境，保持精子产生的最佳条件。当外伤或感染而引起精索病变时，可以破坏睾丸和附睾血液供应的特殊性，而影响睾丸和附睾的功能；当精索的淋巴管发生堵塞时，也可造成睾丸和附睾功能减退；当精索静脉曲张时，精索静脉内血液瘀滞，则影响睾丸局部血液循环，致使睾丸内血氧减少，酸碱度改变，造成畸形精子增多、精子数量下降、精子活动度减退等，因此说，精索是睾丸的"生命线"。

射精管。主要功能是射精，射精管壁肌肉较丰富，具有强有力的收缩力，帮助精液射出，同时精管位于尿道峭位笆上的开口，既小又狭窄，以保证射精时的应有压力。另一方面精液通过狭小开口，似乎有一种"挤出"感，通过神经反射引发出射精的欣快感，从而达到性高潮。

输精管。因管壁肌肉很厚，具有很强的蠕动能力，主要功能是运输和排泄精子。在射精时，交感神经末梢释放大量类正肾上腺素物质，使输精管发生互相协调而有力的收缩，将精子迅速输往精液排泄管、射精管和尿道中。当输精管发生炎症或堵塞时，精子就不能排出而造成男性不育症。同理，当男性节育时，亦可行结扎输精管。

前列腺。前列腺为男性的最大附性腺体，排列于膀胱的前面，外观像板栗，前列腺是由腺体组织、平滑肌和结缔组织构成。前列腺的主要功能是分泌前列腺液，也是精液的组成成分之一（约占精液 13% ~ 32%），扩增了的精液，有利于精子的射出。前列腺液为乳白色黏性液体，呈碱性，提供精子活动的能源；前列腺液还含有酸性磷性酶，以保持男性第二性征的发育与成熟。

女性的外生殖器官

女性外生殖器是指女性生殖器官的外露部分，又称外阴。包括阴阜、大阴唇、小阴唇、阴蒂、阴道前庭、前庭大腺、前庭球、尿道口、阴道口和处女膜。其上界为阴阜，下界是会阴，两侧居两股内侧。

阴阜。阴阜为耻骨联合前面隆起的外阴部分，由皮肤及很厚的脂肪层所构成。阴阜下邻两侧大阴唇。人进入青春期时，阴阜皮肤上开始长出阴毛，其分布呈尖端向下的三角形。阴阜皮下的丰富脂肪组织和皮肤上的阴毛，在性交时起支撑和减震缓冲作用。抚摸阴阜或轻轻揉捏可以起到性刺激作用，男女阴阜互相摩擦可以使女性产生性快感。

大阴唇。大阴唇为外阴两侧、靠近两股内侧的一对长圆形隆起的皮肤皱襞。前连阴阜，后连会阴；由阴阜起向下向后伸张开来，前面左、右大阴唇在阴阜联合成为前联合，后面的二端在阴唇系带下方会合成为阴唇后联合。后联合位于肛门前，但不如前联合明显。大阴唇外面长有阴毛，皮下为较厚的疏松脂肪组织、弹性纤维及静脉丛，受伤后易成血肿。大阴唇含有皮脂腺和汗腺。外侧面皮肤有色素沉着，上有阴毛；内侧面淡粉红色类似黏膜，上无阴毛。成年未婚女性和肥胖女性的两侧大阴唇自然合拢，遮盖着小阴唇、阴道口及尿道口。有过生育史的女性的大阴唇，由于分娩影响而向两侧分开。有性欲时，大阴唇张开，其遮盖部位露出表面，甚至暴露出阴道口。大阴唇的个体差异较大，有的又肥又厚，有的又小又薄。

小阴唇。小阴唇是一对薄的黏膜皱襞，在大阴唇的内侧，表面光滑无毛、湿润。色褐或粉红、鲜红、黑红。小阴唇的左右两侧的上端分叉相互联合，再分为两叶，其上方的皮褶称为阴蒂包皮，下方的皮褶称为阴蒂系带，阴蒂就在他们的中间。小阴唇的下端在阴道口底下会合，与大阴唇后端融合，形成阴唇系带。小阴唇黏膜下有丰富的神经分布，故感觉敏锐，与男性尿道唇相当。由于大、小阴唇中含有丰富的神经纤维，在性刺激和性唤起中具有重要作用。

阴蒂。阴蒂又称阴核，位于两侧小阴唇之间的顶端，是两侧大阴唇的上端会合点。阴蒂是一个柱状的小器官，被阴蒂包皮包绕，长约4厘米。末端为一个圆头，其尖端膨大称阴蒂头。表面的皮肤、内端与一束薄的勃起组织相连接。勃起组织是一种海绵体组织（由两个能勃起的阴蒂海绵体组成，分头、体、脚三部分。相当于男性阴茎海绵体），既有丰富的静脉丛，又有丰富的神经末梢，故感觉敏锐，受伤后易出血。阴蒂虽在外生殖器部位，但它不具有生殖功能，而是最重要的性敏感部位。女性的阴蒂相当于男子阴茎，阴蒂头相当于龟头，接受性刺激时会勃起。

● 趣味阅读

肚脐的由来

胎儿要在母腹中生长发育，就必须不断地从妈妈身上摄取营养和氧气。然而，在母腹中，胎儿有嘴不能吃食，有鼻无法呼吸，新生命在孕育过程中所需的一切，只能靠胎盘吸附在母体上摄取，通过脐带输送到胎儿体内。婴儿呱呱坠地以后，胎盘和脐带失去了原有的作用，完成了历史使命，于是医生就把它们从婴孩身上剪了来。从此就在人身上永远留下了一个小小的肚脐眼。

乳房是一对多功能器官

女性乳房是集哺乳功能、性感功能及特有的女性柔美象征为一体的器官。在现代社会，随着文明的发展和服饰的变化，女性乳房"美"的功能已渐被人们高度重视，成为女性美的必备条件。每一个女性都希望有一对丰满和富于弹性的乳房。使之构成女性特有的流畅、圆润、优美的曲线美。古希腊艺术家雕刻的裸体女性和文艺复兴时期欧洲画家创作的美丽女神中都突出完美的乳房。

女性乳房位于两侧胸部胸大肌的前方，其位置亦与年龄、体型及乳房发育程度有关。成年女性的乳房一般位于胸前的第二至第六肋骨之间，内缘近胸骨旁，外缘达腋前线，乳房肥大时可达腋中线，其腋尾部伸向腋窝。青年女性乳头一般位于第四肋间或第五肋间水平、锁骨中线外1厘米；中年女性乳头位于第六肋间水平、锁骨中线外1~2厘米。

乳房的形态可因种族、遗传、年龄、哺乳等因素而差异较大。我国成年女性的乳房一般呈半球型或圆锥型，两侧基本对称，哺乳后有一定程度的下垂或略呈扁平。老年女性的乳房常萎缩下垂且较松软。乳房的中心部位是乳头。正常乳头呈筒状或圆锥状，两侧对称，表面呈粉红色或棕色。乳头直径约为0.8~1.5厘米，其上有许多小窝，为输乳管开口。乳头周围皮肤色素沉着较深的环形区是乳晕。乳晕的直径约3~4厘米，色泽各异，青春期呈玫瑰红色，妊娠期、哺乳期色素沉着加深，呈深褐色。乳房部的皮肤在腺体周围较厚，在乳头、乳晕处较薄。有时可透过皮肤看到皮下浅静脉。乳房的生理功能主要有以下几方面：

哺乳。哺乳是乳房最基本的生理功能。乳房是哺乳动物所特有的哺育后代的器官，乳腺的发育、成熟，均是为哺乳活动作准备。在产后大量激素的作用及婴儿的吸吮刺激下，乳房开始有规律地产生并排出乳汁，供婴儿成长发育之需。

第二性征。乳房是女性第二性征的重要标志。一般来讲，乳房在月经初潮之前2~3年即已开始发育，也就是说在10岁左右就已经开始生长，是最早出现的第二性征，也是女孩青春期开始的标志。拥有一对丰满、对称而外形漂亮的乳房也是女性健美的标志。不少女性因为对自己乳房各种各样的不满意而寻求做整形手术或佩戴假体，特别是那些由于乳腺癌手术而不得不切除掉患侧乳房者。这正是因为每一位女性都希望能够拥有完整而漂亮的乳房，以展示自己女性的魅力。因此，乳房是女性形体美的一个重要组成部分。

参与性活动。在性活动中，乳房是女性除生殖器以外最敏感的器官。在触摸、爱抚、亲吻等性刺激时，乳房的反应可表现为：乳头勃起，乳房表面静脉充血，乳房胀满、增大等。随着性刺激的加大，这种反应也会加强，至性高潮来临时，这些变化达到顶点，消退期则逐渐恢复正常。因此，可以说乳房在整个性活动中占有重要地位。

● 趣味阅读

人体的价值

根据科学家的分析，人体的化学成分是这样的：60%是水，18%是碳，3%是氮，1.5%是钙，1%是磷，另外还有一些微量的矿物质，如铁、铜、锌、硼和硅等。对一个普通成人来说，这些大约相当于34升水，一袋12千克重的木炭，一根长1.2米的导火线中的磷，一枚6.5千克的小铁钉等。这些化学物质的价值换算成钱，充其量不过几百元。但是它们一旦形成细胞，进而组成器官，并成为顶天立地的人以后，便成了难以估算的无价之宝。

子宫是造物主的"杰作"

子宫位于骨盆腔中央，呈倒置的梨形，前面扁平，后面稍突出。成年女性的子宫长约7~8厘米，宽4~5厘米，厚2~3厘米，子宫腔容量约5毫升。子宫上部较宽，称子宫体。其上端隆起突出的部分，称子宫底。子宫底两侧为子宫角，与输卵管相通。子宫的下部较窄，呈圆柱状，称子宫颈。

子宫颈部的膜分泌出黏液，与阴道分泌物组成白带，保持着子宫颈及阴道的润泽，同时保护外阴抗御外部病菌的侵袭。子宫腔里面有一层膜，叫子宫内膜。子宫内膜外面是肌肉，肌肉外面又有一层膜包着，叫作浆膜。

月经流的血是从女性的子宫里来的，子宫内膜实际上是为怀孕做准备的，受激素的影响每月都有变化，如果没有怀孕，子宫内膜就会萎缩，然后坏死、脱落，月经就是这层子宫内膜脱落后产生的。内膜脱落后，里面的血管就会暴露出来，就会出血。几天后新的内膜长出来，把破损的血管创面覆盖好后，血就止住了。

当精子进入女性的体内，子宫为精子游动的最后目的地。受孕后，子宫为胚胎发育、成长的场所。分娩时，子宫收缩，使胎儿及其附属物娩出。

子宫腔为一上宽下窄的三角形，在子宫体与子宫颈之间形成最狭窄的部分，称子宫颊部，在非孕期长约1厘米，其下端与子宫颈内腔相连。子宫颈内腔呈棱形，称为子宫颈管，成年女性长约3厘米，其下端称为子宫颈外口，连接阴道顶端。未产妇的子宫颈外口呈圆形，已产妇的子宫颈外口，由于受分娩的影响形成大小不等的横裂，而分成前后两唇。

子宫肌肉有个特点，它像松紧带一样，既可以拉长又可以缩短。所以，怀孕后到妊娠足月时，子宫可以撑得像个冬瓜那么大。子宫是产生生命的"摇篮"，受精卵在子宫内着床发育成胎儿，经10个月左右，子宫收缩产出胎儿。平时子宫内是分泌生理性带下的地方；每月1次，是行经的地方；怀孕后是孕卵坐落发育的地方。因此，子宫是行经、育胎，保证胎儿正常生长的重要器官。

一旦子宫膨胀，将把肠或肺顶上去，一直扩展到肋骨。所以，如果子宫被固定的话，那么子宫就很难自如地变化。正是造物主为它精心安排了巧妙的结构，在那里有称为韧带的肌肉束将子宫支撑起来，使子宫易于活动，所以说子宫是活动的生命制造器。

子宫的这些生理功能主要取决于子宫内膜正常的周期性变化。而这种变化，又受到卵巢分泌的雌激素和孕激素的控制。

子宫颈突出于阴道内，内含有腺体，可分泌一种黏液，即宫颈黏液，这种黏液的性状和量的多少，与子宫内膜一样，受卵巢功能的影响并呈明显的周期性变化。排卵期，在雌激素作用下，宫颈黏液稀薄，有利于精子通过。与此同时，精子还能从子宫颈黏液中摄取养分，增加其活力，促进精子与卵子结合。而排卵后，在孕激素作用下，宫颈黏液减少而黏稠，并可在子宫颈管内形成黏液栓，使宫颈与外界分开，产生保护作用。

卵巢是生命初始的地方

卵巢是位于子宫两侧的一对卵圆形的器官，体积虽小，却是女性生殖器的一个重要部分。卵巢表面覆盖一层扁平上皮细胞，这些细胞即为卵泡的来源，所以称这种上皮为生殖上皮。上皮下方有一薄层结缔组织，称白膜。卵巢内部结构可以分为皮质和髓质两部分。皮质位于卵巢的周围部分，主要由卵泡和结缔组织构成；髓质位于中央，由疏松结缔组织构成，其中有许多血管、淋巴管和神经。

胎儿卵巢的位置与男性睾丸的位置相似，位于腰部和肾的附近。初生儿卵巢位置较高，略成斜位。成人的卵巢位置较低，其长轴近于垂直位。其输卵管端，位于骨盆上口平面的稍下方，髂外静脉附近，恰与骶髂关节相对。

卵巢两种主要功能：一为产生卵子并排卵，体现其生殖功能；另一为合成并分泌性激素，如雌激素、孕激素、雄激素等20多种激素和生长因子，控制着人体骨骼、免疫、生殖、神经等系统的400多个部位，维持这些器官的青春和活力。

卵细胞（即卵子）是卵巢中的卵泡产生的。当女孩出生以后，卵巢中已经有几十万个卵泡。到了青春期卵泡开始发育，大约每28天有一个卵泡经过生长达到成熟，并且开始排卵。因此，卵泡在生长发育过程中，其形态结构变化较大，一般可以把这个过程分为3个阶段，即初级卵泡、生长卵泡和成熟卵泡。

初级卵泡。初级卵泡位于卵巢的周围部分，数目最多。卵泡的中央为一大的卵细胞，周围环绕一层小的卵泡细胞。

生长卵泡。随着卵泡的发育，卵泡细胞由一层到多层，并分泌含有雌性激素的卵泡液，充满于卵泡细胞之间的腔隙内。以后，这些小腔隙汇成一个大腔，卵泡细胞和卵细胞都被推向卵泡腔的一侧，形成囊状，所以，将此生长中的卵泡又叫做囊状卵泡。

成熟卵泡。卵泡发育到成熟阶段，由于卵泡液的显著增多，卵泡体积剧增，直径可达初级卵泡的300倍，突出于卵巢表面。最后，由于卵泡液的大量增加，腔内压力随之增高，结果使卵泡破裂，其中的卵细胞随卵泡液溢出，这一过程叫排卵。排出的卵进入输卵管，其受精能力仅能维持1～2周。

卵的体积较大，呈球形，直径约在0.1毫米以上，含有一定量的养分，以供受精卵初期发育的需要。卵不能自由运动，要依赖输卵管平滑肌的收缩及上皮的纤毛运动而被动地向子宫腔移动。排卵以后，成熟卵泡塌陷，其残留的部分在腺垂体分泌的黄体生成素的作用下，迅速繁殖增大，形成大的多角形的黄体细胞，组成黄体。如果排出的卵未受精，则黄体在排卵后两周开始萎缩退化。如果排出的卵受精，黄体可继续维持到妊娠4～5个月后才开始萎缩退化。黄体退化后变成白色的结缔组织瘢痕，叫白体。

卵巢除产生卵细胞以外，还分泌雌性激素和孕激素（也叫孕酮，或黄体酮、黄体素）。雌性激素的主要作用是刺激和维持女性生殖器官的生长发育和第二性征的出现，在月经周期中还能刺激子宫内膜增生。孕激素的主要作用是使子宫内膜继续增长，内膜中腺组织进行分泌，为受精卵固定在子宫里发育做好准备，并且抑制排卵和产生经血。

生命的孕育过程

生命，神圣而又充满奥秘。在漫长岁月中，人类几乎是怀着朝圣的虔诚，试图破解其中秘密。如今，借助现代医学的技术，"人之初"的谜团正在逐渐解开。从精子和卵子的结合铸就生命的最初萌动，到子宫里沉睡9个月的胎儿一朝梦醒发出嘹亮的哭声，当这些瑰丽的图景展现在人们面前时，随之而生的无不是深深的震撼。

第一周。精子穿越女性子宫，来到输卵管壶腹部和卵子相会并形成受精卵。在受精的2~3天内，小小的受精卵必须一边进行快速细胞分裂，一边尽快运动到子宫内"安顿"下来，才能获得继续发育的机会。在受精后的1周内，受精卵的模样逐渐从一个实心胚转变为中空的胚泡，也就是一个细胞团，它的内外层细胞之间开始出现形态差异，并向着将来的功能进行了最早期的分化。来到子宫后，胚泡分泌一种能分解子宫内壁的酶，形成一个缺口，这时，如同刚孵出的小鸡一样，囊胚破壳而出，从缺口逐渐植入子宫壁内。

第二周。胚胎长出了绒毛膜和呈两胚层的圆形胚盘。

第三周。胚盘变成梨形的三胚层，胚胎神经系统开始初步发育，出现神经板和神经褶，体节上长出的腿状胚芽将发育成为未来的脊柱。

第四周。血液循环建立，随着脐带与胎盘的形成，新生命从此可以从妈妈身上获得充分的庇护和营养。这时，小生命的眼鼻耳雏形初现，但看上去不像人形。

第五周。胚体弯向腹侧成"C"字形，有了四肢的雏形——肢芽，手板明显，长出了5对鳃弓和30~40对体节。

第六周。肢芽分为两节，足板明显。长出小小的耳廓，而视网膜出现色素，黄种人胎儿的眼睛则变成黑色。

第七周。开始长得像人形，手足板相继出现手指、脚趾的雏形，体节消失，面容展开，乳腺嵴出现。

第八周。手指足趾明显，指趾出现分节，脸部基本形成，能看到上下眼皮分开。尿生殖膜和肛膜先后破裂，可以看到外阴，但还不能看出小生命是男是女。

第九周。从受精第九周起，身长近4厘米的小生命进入了胎儿期继续发育。在母亲怀孕的3个月内，是胎儿器官成熟、快速成长的重要时刻。如果稍微受到外界刺激或者药物影响，非常容易导致畸形和流产。

第十周。胎儿身长7~9厘米，骨头发育加快，可见指（趾）甲。由于脑的发育较早并占优势，这时头部为胎儿全长的1/3，有的胎儿长出了细小散落的头发。这个时候，男胎和女胎的外生殖器已经长出。如果这时胎儿不幸自然流产，浸入温生理盐水中，可出现自主性活动。

第十六周。胎儿身长13~17厘米，体重约100~120克。外生殖器逐渐长大，通过B超能够明显看出男胎的阴茎。这时，有些敏感的妈妈能够感受到不安分的小生命微微颤动。

第二十周。随着胎儿的长大，子宫也自然撑大，子宫底达脐平。妈妈可以听到胎心跳动的声音。胎儿的体重达到300克以上，身长约25厘米。皮肤不太透明，全身长满了比眉毛还细的黑色胎毛，虽然很难看，但足月的宝宝出生后，仅肩部和上背部尚有部分残留毫毛。

度过危险的前3个月之后，胎儿可以享受一段较为安稳的生活，通常怀孕时间越久，胎儿越稳定，但外界的强烈刺激以及胎儿自身原因仍可导致早产。值得庆幸的是，随着医疗条件的改善，6个孕月大以后的早产儿出世后仍可存活。

第二十四周。胎儿长高到约37厘米，体重约1000克，皮肤呈红色，盖以胎脂。此时出生的胎儿，四肢活动良好，但哭声微弱，在良好的监护条件下，有些胎儿出生后可存活。

第三十二周。胎儿长约45厘米，重约1700克，皮肤仍呈红色，但皱皱巴巴的。这个时候的宝宝非常敏感，做B超检查时，刚往妈妈肚子上涂油，宝宝就开始拳打脚踢，能看到肚皮上被小拳头打鼓的地方。宝宝还会张嘴喝羊水，甚至突然打嗝，身体骤然弹动一下。

第三十六周。胎儿继续增高到47厘米，重约2500克。由于皮下脂肪积聚，躯体较丰满，头部皱纹消失。这个时候，由于羊水逐渐减少，利用B超观察胎儿相对困难，同时，胎儿的头逐渐垂到胸前，形成"抱头"姿式。满40孕周出生的胎儿一般被认为是足月生产。

在温暖的子宫内，小生命会笑，会动，会表达不满。和受精时电光石火的一瞬相比，9个月的沉睡的确可称得上漫长，但和小生命将会面对的人生以及人类种族绵延不绝的历史相比，只不过是弹指一挥间。

染色体决定我们的性别

一般来说，胎儿在脱离母体时，我们才能够根据其外生殖器的不同形状粗略地辨别男女性别。其实，真正的男女之别，在精子和卵子结合成为受精卵的一刻就已注定。

胚胎在母体中要经过漫长的10个月（大约40周）的分化发育才能来到人间。正常情况下，胚胎发育到8~10周时，男性胎儿出现睾丸并开始分泌雄激素，雄激素使胎儿的外生殖器官向男性方向发展变化；没有睾丸的胎儿，因缺乏雄激素作用，外生殖器自然而然地朝女性方向发展。

　　胎儿出生的时候，外生殖器已经基本成形。进入青春期后，外生殖器迅速地进一步生长发育。男孩出现变声、喉结和胡须；女孩则出现乳房发育、身体变得丰满及月经的出现等第二性征，从而长成真正的男人和女人。

　　是什么决定了男性胎儿生成睾丸，而女性胎儿没有睾丸形成呢？这要从遗传物质——基因说起。生物之所以能够代代相传、繁衍不息，主要是因为有遗传物质。这些遗传信息叫做"基因"，而基因存在于细胞的染色体之中。染色体决定个体的特性，隐含着胎儿变男变女的秘密。简单地讲，性染色体核型决定了胎儿是否有睾丸发育。

　　人类每一个体细胞内均有46条染色体，其中23条来自父亲，另外23条来自母亲。也就是说，孩子从爸爸妈妈身上各得到50%的遗传物质。在46条染色体中，只有2条起决定性别的作用，故被称为"性染色体"。男性的性染色体为XY，女性为XX。胎儿从母亲那儿只能得到X染色体，从父亲那儿可以得到X染色体或者Y染色体。如果得到X染色体，那么胎儿染色体核型就是46,XX，在胚胎第8周的时候不会出现睾丸发育，将来发育成女性。如果从父亲那儿得到的是Y染色体，那么孩子的染色体类型就是46,XY，在胚胎第八周就可以出现睾丸发育。由此可见，染色体Y决定男性性别，具有Y染色体的人就发育成男性，不具有Y染色的就发育成女性。事实上，孩子从父亲那儿得到X或者Y染色体的机会是均等的，所以发育成男性和女性的机会也一样。这种均等分配的原则，使得群体中男女性人数保持均等的状态。

　　为什么有了睾丸胎儿就朝男性发育，而没有睾丸胎儿就朝女性发育呢？主要是因为睾丸能够分泌雄激素。在胎儿发育8周之前，胎儿体内就预先埋置了2套内生殖器。这2套内生殖器分别叫做"中肾管"和"副中肾管"。其中，前者可以发育成输卵管、子宫和部分阴道组织，而后者可以发育成附睾、前列腺和输精管组织。睾丸除了能够分泌雄激素（主要是睾酮），促进副中肾管发育以外，还会分泌抗苗氏管因子，抑制中肾管的发育。通过这种方式，胎儿选择了"男性的生殖系统"，放弃了"女性生殖系统"。简单地讲，人天生具备有2套生殖系统，染色体核型为46,XY的胎儿通过形成睾丸，选择了其中的一套。而染色体核型为46,XX的胎儿，则选择了另一套。有一点需要指出，2套生殖系统的选择只和雄激素有关，和雌激素没有关系。有雄激素就走男性化道路，没有雄激素只能走女性化道路。走女性化道路不需要雄激素的参与。

胎儿的外生殖器和尿道在妊娠的第八周形成开始，在第十五周完全形成。

奇特的遗传"密码"

孩子常常长得像父母，这就叫遗传。为什么这些特点能遗传呢？首先要知道这些特点是由什么决定的。

身体的组成主要靠蛋白质，决定细胞中发生哪些变化的也是蛋白质，所以生物的各种特点主要取决于蛋白质的种类。蛋白质是由20多种"原件"（氨基酸）按一定顺序连接而成的很大分子，"原件"排列顺序不同就成为不同的蛋白质种类。在人或其他生物的细胞中，都有一套复杂的结构来制造蛋白质，就像一个生产蛋白质的工厂。在工厂里生产各种蛋白质的具体指令，都记录在一种叫做脱氧核糖核酸（DNA）的长链子似的分子上。它只由4种材料组成。也就是说，这是一种只有4个字母的语言，每3个字母拼成一个字，而这个字就代表20多种蛋白质组成材料中的一种。比如ATT代表一种，TAT又代表另一种。人的全部特点就都用这种3个字母一个字的密码顺序记录在脱氧核糖核酸链子上了，这就叫三联体密码。

一个人的特点很多，所以他的密码很长，每个人的密码约有30亿个字母，印刷出来足足有少年儿童百科全书的几百倍那么厚。这种密码怎样遗传呢？首先它不像体内的蛋白质那样容易改变，又是存放在细胞核中，受到很好的保护。其次，每个人的细胞里都存在两份密码。生儿育女时，父亲的一份和母亲的另一份给了子女，所以子女有两份来源不同的密码，当然就有些特点像父亲，有些特点像母亲。

现在我们再具体说说我们人类的遗传特点。孩子的身材通常与父母相似，甚至像同个模子里刻出来一样，这就是遗传的效应。同样，人的相貌美丑也是和遗传有关。遗传基因能决定胎儿鼻子的形状和大小、眼晴的距离、嘴唇的薄厚、脸型、肤色以及胸的曲线、腿的长度、臀部的尺寸等。人的外部特征不仅能从父母那里遗传，还可以从祖父母那里遗传。胎儿从父母那儿遗传相貌、身高、智力、性格的比例有以下的说法：

身高是母亲的遗传大。在营养状况下的前提下，父母的遗传是决定孩子身高的主要因素，其中妈妈的身高尤其关键。妈妈长得高，孩子也大多长得比较高。

智力是母亲的遗传大。智力有一定的遗传性，同时受到环境、营养、教育等后天因素的影响。据科学家评估，遗传对智力的影响约占50%～60%，就遗传而言，妈妈聪明，生下的孩子大多聪明，如果是个男孩，就会更聪明。这其中的原因在于，人类与智力有关的基因主要集中在 X 染色体上。女性有 2 个 X 染色体，男性只有 1 个，所以妈妈的智力在遗传中就占有了更重要的位置。

性格是父亲的遗传大。性格的形成固然有先天的成分，但主要是后天影响。比较而言，爸爸的影响力会大过妈妈。其中，父爱的作用对女儿的影响更大。一位心理学家认为："父亲在女儿的自尊感，身份感以及温柔个性的形成过程中，扮演着重要的角色。"另有一位专家提出，父亲能传授给女儿生活上的许多重要的教训和经验，使女儿的性格更加丰富多彩。

● **趣味阅读**

我们为什么需要两个鼻孔

众所周知，我们有两个肺脏，左肺和右肺；而并非人人皆知的是，每一侧肺脏都是由其同侧的鼻孔控制的。假如左侧的鼻孔一时闭塞，左肺就不得不与右肺竞争，依靠右鼻孔的帮助进行气体交换。所以，如果左鼻孔堵塞无法通气，作为人体呼吸系统鼻反射的一种精准保护机制，呼吸过程就会完全转移到右鼻孔。不仅如此，两个鼻孔还能使呼吸运动更有效，进而推进整个机体的新陈代谢。此外，用两个鼻孔透气使得每一个鼻孔可以轮换稍事休息，因为仅仅用一个鼻孔透气易疲劳。事实上如果只用一个鼻孔透气，3 小时就会感到疲劳。两个鼻孔的生理结构有助于睡眠。在 8 小时以上的睡眠中如果保持一种睡姿不变，由于重力作用与站姿时相比发生了变化，一侧的鼻孔通常会闭塞。因此，我们用两个鼻孔透气可以睡得更放松，即使一个鼻孔暂时不通，我们也能够轻松应对。

运动系统

没有骨骼，我们就是一堆肉

我们的身体之所以能长高、长大，并能站立行走，依赖的是一副结构完备的骨骼。人的骨骼分为头骨、躯干骨和四肢骨三部分，共有206块。

头骨包括颅骨、面骨、听骨和舌骨，大小29块。颅骨除了保护着人体最重要的器官——脑子外，还协助咀嚼食物、讲话和收听声音。

躯干骨主要指人的脊梁骨。它由26块椎骨相互连结而成脊柱，纵贯身体胸部和腰部直至骶部。脊柱并不怎么粗壮，可它支撑着身体的大部分重量。

脊柱是怎么支撑50甚至上百公斤的身体灵活活动的呢？原来，它依靠两个法宝：一个是脊椎骨与脊椎骨之间配备的一种叫做椎间盘的缓冲垫。它像柔软、坚韧而富有弹性的橡皮圈，可以大大减少脊椎骨之间的相互摩擦。尽管如此，由于人每一个脊椎骨之间还要承受45公斤的震荡压力，加上长时间站立，椎间盘受体重挤压，通常长约70厘米的脊柱一天下来会缩短2～3厘米，人的身高相应就会变矮。所以量身最好在上午9～10点；另一个法宝是：从侧面看，脊柱在颈、胸、腰、骶段部位各出现一个弧状弯曲，即颈曲、胸曲、腰曲和骶曲。可别小看这些弯曲，测试表明，体内有这种S形脊柱支持，人笔直站立或走动时产生的震动，可以得到有效的缓解。另外，脊柱在保证支持体重的前提下能弯、能扭，较有利于身体适应各种复杂动作。

还有四肢骨，它包括上肢骨和下肢骨。上肢骨分为指骨、掌骨、腕骨、尺骨、挠骨、肱骨；下肢骨分为趾骨、蹠骨、跗骨、腓骨、胫骨、股骨等，骨头大大小小、成双成对组成人体的骨块，加起来总共有206块。

实验表明，人的骨骼作为支撑身体的框架，相当牢固和坚硬。科学家曾举行过一次有趣的硬度比赛，测试对象是下肢骨股骨即大腿骨、花岗石和松木。结果人体股骨荣获冠军，每平方厘米股骨承受2100公斤重量安然无恙；而花岗石承受到每平方厘米1350千克时开始变形；松木最差，每平方厘米加上424千克重量就大变样了。

坚硬的骨骼

骨骼为人体的"支架"，因此它的组织十分坚硬。骨骼可分为骨皮质和骨髓质两部分。真的坚硬无比的为骨皮质，然而骨髓质半空心，好像丝瓜筋络，乃是制造血液的"工厂"。

骨皮质这样坚硬，究竟是什么成分组成的呢？下边有一张成分配方：水50%、脂肪15.75%、有机物（骨胶质等）12.4%、无机物（钙、镁、钠、磷等）21.85%。正是由这些物质而构成的组织结构才保证了骨骼具有一定的坚硬度。

科学家们发现，骨皮质里面的组织结构特别精致，就像钢筋水泥一般。骨的有机物好像钢筋，组成了网状结构，有层次地紧密排列。让骨骼具有弹性和韧性。

骨的无机物，尤其是钙和磷结合而成的羟基磷灰石，能紧密的充填于有机物的网状结构里，像钢筋水泥中的水泥一样，让骨骼具有了硬度和坚固性。

拿人胫骨为例，纵向拉力强度，钢最大是4240千克/平方厘米；骨次之是930~1200千克/平方厘米；洋松是64.5千克/平方厘米；花岗石只为50千克/平方厘米。纵向压力强度同样钢最大，骨次之，花岗石为第三，洋松最差。

骨的优点就是密度较低，只1.87~1.97千克/平方厘米，比洋松稍大，比钢和花岗石低。

有人测定，新鲜的股骨、胫骨与肱骨的抗压强度，分别达到902千克、780千克和722千克。在对它进行弯曲试验时，能随最大不断裂的负载，股骨是393千克，胫骨是237千克，肱骨是215千克。骨骼的坚硬和韧性真的是让人惊讶！

骨头是人身上最硬的、也是最不容易变化的东西，因此几百万年过去了，人的骨头化石都还有可能留存下来。然而，即使是这样坚硬的骨头，在生命力的作用下，也会发生改变。一个人在婴儿时，全身总共有350块柔软的骨头，比成人多150块左右。但是随着年龄增长，一些原本分离的骨头会互相融合。例如成人腰椎之下的骶骨，就是由原来的5块脊椎骨逐渐融合而成的。随着人慢慢长大，骨头就渐渐变少了，实际上是骨头组合起来了。大多数成年人共有206块永久的硬骨，不过这个数目并不是绝对的，有些成年人会比普通人多出一块椎骨或一对肋骨。

脊柱的弹性靠什么实现

人体全身206块骨骼，脊柱是很重要的骨骼群，加上其间的椎间盘，能够实现对人体很重要的保护和支撑功能。一个人之所以能够被支撑得有1.5~1.7米，或者更高，除了强健的下肢骨头，还有就是我们劳苦功高的脊柱，我们之所以能够完成翻滚、跳跃、扭身、摇头等基本的动作，都和脊柱分不开。脊柱是最重要的骨骼群，它对人体的重要性难以言表，在这里只说一说脊柱的弹性。

脊柱的弹性主要是靠填充在24块脊椎骨间的近20块椎间盘实现的。一块椎间盘的弹性系数可能不大，但是20多块椎间盘串连在一起，总体的弹性系数就大多了。就像20多个小弹簧串在一起组成了一个大弹簧，这个大弹簧不仅很长（有一米多长），而且弹性很大，脊柱可以伸缩长短，范围可以达到10~20厘米（即0.2米以内，整个脊柱不过1米左右长），脊柱这么强大的弹性，那么它的生理意义就更强了，能够缓冲下肢与地面产生的冲击波不至于传到大脑，而造成大脑的损伤。同时，人体的弯腰、扭腰、扭臀也与脊柱的弹性密切相关。

脊柱每天都要承受强大的压力和冲击。人的上半身的重量是全部靠脊柱支撑的，虽然下肢承受全身的重量，但是正常的人拥有两条强大的下肢骨骼。当我们坐下休息时，下肢就被解放出来了，可是脊柱还是在工作，除非你躺下来，这时候无论下肢还是脊柱都从强大的压力下解脱出来，这就是人体在躺下来时最舒适的原因。人体运动产生的所有对大脑的冲击都是靠脊柱缓冲的，其实，脊柱是利用自身强大的弹性而将这些强大的冲击波吸收，而保证人体的最高指挥部——大脑的安全。

脊柱是有弹性的，所以它的长度经常变化。当我们从早晨开始活动，脊柱就开始承受压力，它开始在弹性范围内被压缩，你工作的时间越长，脊柱被压缩的时间就越长，也就缩得越短。如果你工作之后躺下来好好的休息一个晚上，那么脊柱的压力消失，脊柱就弹性伸展，到你醒来时就是脊柱伸展得最长的时候。这个时候你发现自己长高了很多，但这个长高并不是生长激素分泌导致的骨骼增长，而是脊柱的伸长。有很多厂商声称自己的产品会让你一夜之间增高，结果你真的发现自己一夜之间长高了，其实这并不是他们神奇产品的效果。

宇航员到太空中生活几个月，他们的身高会增加将近20厘米，这是因为，太空中失去了地球的引力，脊柱尽情的伸展。可是一旦宇航员回到地球，那么他们将在一周或者更短的时间内恢复到原来的身高。

在强大的压力和冲击下，椎间盘逐渐被压缩，脊柱的弹性下降，功能也退化。虽然脊柱的弹性非常的强大，但是也经不起长时间的压缩，这个"长时间"就很长了，你的生命有多长，脊柱就要工作多长。椎间盘的弹性逐渐的减退，除了长时间的强大压力和冲击，椎间盘自身组织的退行性变也是一个原因。

到30岁以后，你就会发现自己的身高在逐渐的下降，虽然下降的幅度比较小。从事重体力劳动，例如挑东西、背东西，也可以使脊柱受到过分的压力。长时间过分的压力和冲击甚至会导致椎间盘的髓核被压出，使穿梭于脊椎的脊神经也受到压迫，这就是椎间盘突出症。患此症的人会感到很痛苦，倒不是脊柱被压产生的痛苦，而是神经被压产生的痛苦。

缓解这种痛苦的一个很好的办法就是拉伸脊柱这根弹簧，医院里就有这种牵引器，原理是机械的拉伸人体，使看起来更"挺拔"更有"活力"。机械拉伸人体，真正受到拉伸的是脊柱，只要牵拉适当，会使脊柱得到快速的放松。

● 趣味阅读

人一年中要吸入多少空气

根据生理学专家的说法，一个人在以往一年中总共要吸入4582181升空气。专家统计出的数据是：每个人平均每分钟约呼吸16次，每呼吸一次约吸入500毫升空气。如果将这一数字乘上每一天的时间数，就可以计算出每人每天约吸入11520升空气；即相当于每人每天要吸入10立方米的空气。也就是说，一个普通人每天吸入体内的空气总重量相当于其摄入的食物及饮料总重量的7倍多。

人体都有哪些骨头

人体由许多的骨骼所组成，体重的20%是骨头的重量。骨骼除了支撑身体之外，还负责保护脏器，并储存钙质及磷。一般人会将骨头比喻为钢筋，但如果这样比喻的话，就等于是说死去的骨头。人类的骨头可是活生生的，而且在有生之年都不断地进行新陈代谢。

人体平均有206块骨头，不过这是指成人。新生儿骨头的数量较多，约有350块，会随着成长逐渐减少。数量之所以会减少，是由于一部分骨头愈合的缘故。如骨盆的髋骨，原本是肠骨、耻骨、坐骨三块独立的骨头，后来愈合而成髋骨。350块骨头转变为206块的时间，男性约在18岁，女性约在15.5岁，这时骨头的成长便宣告终止。虽然已经不会长长，但骨头仍会不断更新。

人体的骨头形状各异，大小也不一。骨头中最大的是大腿骨，也就是大腿部位的骨头。腕骨（上腕骨、尺骨、桡骨），还有脚部的胫骨和腓骨也很粗很长，但都比不上大腿骨。成年男性的大腿骨平均长度为41厘米，女性为38厘米；以粗细（直径）而言，中央最细的部位，男性平均为2.6厘米，女性为2.4厘米。那么，最小的骨头是哪一块呢？最小的骨头位于耳朵。锤骨、砧骨、镫骨三者合称听小骨，通过这些骨头与关节的连接，能将鼓膜的振动传到内耳。听小骨相当小，锤骨长约9毫米，重约24毫克；砧骨长约7毫米，重约27毫克；镫骨长约4毫米，重约4毫克，它是人体中最小的骨头。

骨头的功能之一就是要保护脏器，而覆盖在头部的头盖骨功能更是明显。脑是非常重要的器官，有如豆腐一般柔软，因此必须有头盖骨坚实的保护。头盖骨是骨头中保护作用最严密的。我们很容易认为头盖骨只有一个，实际上头盖骨是由15种、共计23块骨头所组成。

组成头盖骨的15种骨头分别是：砧骨、顶骨、泪骨、鼻骨、下鼻甲、上颌骨、口盖骨、颧骨（以上各为左右一对）、额骨、枕骨、蝶骨、筛骨、锄骨、下颌骨、舌骨。这15种骨头中，下颌骨以关节与砧骨连接，而下颌骨内侧的舌骨完全没有与其他骨头连接。除此之外的13种骨头，都是呈锯齿状地组合连结在一起（称为缝合）。在耳朵里，还有以上提到的锤骨、砧骨、镫骨3种骨头，合计6块，但一般不会计算在头盖骨的数量中。

　　人类的手由许多小骨头所组成，因此手才能进行复杂的动作。手腕的腕骨由8块像四边形的骨头所组成，分别是豌豆骨、钩骨、三角骨等；手掌的部分由5块细长的骨头组成，称为掌骨；再前端就是5根手指。手指只有拇指是2块骨头，其余的4指都由3块骨头构成。3块骨头依靠近手腕的顺序分别为近节指骨、中节指骨、远节指骨。拇指没有中节指骨。计算手腕到手指的骨头，手腕有8块，手掌5块，手指14块，共计27块。

　　其实手还有很多其他的骨头。关节附近或韧带里，有小小的圆形骨头，称为籽骨，它与邻接的骨头形成关节，具有与滑轮相似的作用。籽骨存在于手部与脚部，在手部的拇指及其他手指部位共有5个。除了拇指以外，可能有籽骨，也可能没有，因人而异。

肌肉是我们动作的"引擎"

　　我们皮肤下的肌肉是部神奇的"引擎"，它让我们能走路、蹦跳，甚至爬上陡峭的岩石。人体的600条肌肉之间的互相合作，协助你度过每一天。

　　肌肉帮助我们对抗地心引力。肌肉纤维控制每个动作，从轻轻眨眼到微笑，成千上万细微的纤维集结成肌肉束，进而形成完整的肌肉系统。以攀岩爱好者为例，每向上爬一步，都需要肌肉的松紧缩放，肌肉只能完成拉扯，而不是推挤。肌肉大部份属于骨骼肌，它们由肌腱与骨骼相连，紧密结合的肌腱纤维有橡皮筋的功用。

　　肌肉可以牵动眼球，使我们能视物、眨眼、使眼色；手部与指尖的肌肉让我们能捏得住极小的物体。以攀岩者为例，他们要上升需要握住东西以固定自己，连续不断的肌肉收缩可以使他们不断往上爬。

　　我们可以决定什么时候以及怎样牵动骨骼肌，但我们并不能够时刻察觉这种变化。有的时候你可能会微微调整姿势以保持平衡，但也许这种姿势的改变你自己并没有发现，这种动态的平衡一直在发生着。但也有些肌肉是我们无法随意控制，即消化系统，那里有许多非随意肌。我们的胃部有3种非随意肌负责碾碎食物，小肠里有2种，负责像蛇一样挤压食物，然后再拉长往前推。非随意肌还帮助我们的心脏持续跳动。

心肌在我们的一生中只进行着一件事：输送血液。

通过一定时间的锻炼，肌肉可以变得发达。但大块的肌肉一定好吗？答案是否定的。毛细血管负责携带红血球流经肌肉。肌肉剧烈收缩的时候，毛细血管遭到挤压，肌肉会开始缺氧，废物开始堆积。但在压力极大的情形下，肌肉无法作出快速的反应，疲劳感于是不断袭来。

以攀岩为例，肌肉发达的强壮男性攀登者可能会以为一直向上爬就好，因此他攀爬的速度会很快。但他的前臂的肌肉很快就会缺氧，迫使他放弃。在某些体力挑战面前，女性比男性更具优势。攀岩讲究更多的是一个人的力量和重量的比率，小块肌肉更有利，只需承担自己的体重就可以了。肌肉较小的女性施力较小，对毛细血管的挤压也比较轻，所以肌肉更具有耐力。

我们每个人都有600多块肌肉，它们大大小小、长长短短、能伸能缩、配合默契，为人的每一个动作提供动力。因而，有人就把肌肉称为人体的发动机。

初看起来，肌肉软软的柔弱得很，但它收缩时迸发的力量却相当惊人。据计算，如果6平方厘米的肌肉同时收缩，就能举起20～60千克的东西。要是全身的3亿根肌肉纤维朝一个方向一起收缩，就会产生25万牛顿的力（1牛顿相当0.1千克力），抵得上一部起重机所能提起的重量。

● 趣味阅读

肌肉的有关数字

人体全身的肌肉共约639块。约由60亿条肌纤维组成，其中最长的肌纤维达60厘米，最短的仅有1毫米左右。大块肌肉有2 000克重，小块的肌肉仅有几克。一般人的肌肉占体重的35％～45％。肌肉内毛细血管的总长度可达10万千米，可绕地球两圈半。

没有肌肉，我们能做什么

对于大多数人来说，肌肉再平常不过了，但是它们的重要性却令人难以置信，原因是肌肉是身体用以驱动自身的"引擎"。尽管它们与汽车发动机或电动机的工作原理不同，但作用相同，它们都将能量转化为运动。

如果没有肌肉，我们将不能做任何事情。大脑构想的任何内容都要以肌肉运动的形式表现出来。表达思想的方式是使用喉部、嘴部和舌部肌肉（说话）、指部肌肉（写字或"手语"）或者骨骼肌（身体语言、舞蹈、奔跑、锻炼或搏斗等）。

因为肌肉对所有动物都如此重要，所以结构极为复杂。它们能够高效地将营养物转变为运动，能够持久运作，还能够自行痊愈并通过锻炼变得更强壮。它们执行人体的一切活动，包括从走路到保持血液流动。

谈到"肌肉"时，大部分人想到的都是可见的肌肉。例如，大多数人都知道胳臂中有二头肌。但实际上，所有哺乳动物体内均有3种特殊类型的肌肉：

第一种是骨骼肌，即可以看到和感觉到的肌肉类型。当健身者通过锻炼增加肌肉力量时，锻炼的就是骨骼肌。骨骼肌附着在骨骼上且成对出现：一块肌肉朝一个方向移动骨头，另外一块朝相反方向移动骨头。这些肌肉通常随意志收缩，意味着想要收缩它们时，神经系统会指示它们这样做。

第二种是平滑肌，存在于消化系统、血管、膀胱、呼吸道和女性的子宫中。平滑肌能够长时间拉紧和维持张力。这种肌肉不随意志收缩，意味着神经系统会自动控制它们，而无需人去考虑。例如，胃和肠中的肌肉每天都在执行任务，但人们一般都不会察觉到。

第三种是心肌，只存在于心脏，它最大的特征是耐力和坚固。它可以像平滑肌那样有限地伸展，也可以用像骨骼肌那样的力量来收缩。它只是一种颤搐肌肉并且不随意志收缩。

人体最理想的境界是皮包骨之中夹着健壮的肌肉。为什么呢？因为肌肉是人体能量的蓄水池。如果我们坐着看书一小时，一般人可以消耗掉160大卡的热量，而肌肉发达的人其热量消耗可以加倍。肌肉不但给我们力量，还储存着大量的人体所需要的营养，这些营养在人体需要时，肌肉会以非常快的速度提供给人体。有了健壮肌肉的人去保持体形要比肌肉少的人容易的多，获得肌肉也比保持肌肉难得多。

肌肉的主要组成是蛋白质，所以在获得肌肉的时候，就少不了进食大量的蛋白质。按照以前食物链的说法，食草动物需要吃10斤草能长一斤肉，食肉动物需要吃10斤食草动物的肉能长1斤肉。这就是说一个食肉动物长1斤肉需要100斤草。肌肉的获得很简单，就是做有氧力量型运动，每天需要长时间地苦练外加充足的食物和蛋白质。在日常生活中人们常谈论减肥，其实减肥从某种意义上讲并不是去减体重，因为肌肉发达的人尤其是练健美的人，个个都是超重的，原因是肌肉的比重远远大于脂肪的比重。

关节是人体的"轴承"

骨之间相连，其连结组织中有腔隙，能做不同程度的活动，此种骨连结即称关节。关节是框架的连结处运动的枢纽。关节主要的结构有关节囊、关节腔、关节软骨、滑液，以及韧带、关节周围的肌肉和肌腱、滑膜皱襞、滑囊、半月板、软骨下骨等。关节面是各块骨连结处的骨面，这部分骨面非常光滑，表面覆盖着透明软骨构成的关节软骨，以增强光洁度减少摩擦。据说，两块关节软骨间的摩擦系数比滑冰的摩擦系数还要小。

关节囊是结缔组织组成的，两端附着于关节两侧的骨面上，将活动的关节面包在囊中。关节囊有内外两层，外层坚韧，起加固关节和限制关节过分运动的作用；内层可以分泌少量滑液，使关节运动时减少摩擦。

关节腔是由关节囊封闭起来的腔，囊的封闭紧密，腔中的气压是负压，在大气的压力下关节保持紧密的接触。如同抽去空气后包装的食品，由于袋内是负压，袋子的两面会紧贴在一起。在关节的内外，还有一些韧带帮助维持关节的稳定性。

整个关节巧妙的结构使它成为骨骼运动的多向轴承。不同部位的关节功能不同，关节的结构也不完全相同。如为了提拉重物的需要，肘关节是向内运动的；由于关节结构十分巧妙，所以已被人们广泛的运用于生产和生活中，如电视天线基部的转向结与髋关节的构造简直一模一样。

我们的骨头都是由关节连接起来的，没有关节我们只能一动不动地躺着，不能走路，不能抬手，也不能摇头和动手指头。人体的关节有4种，一种是球状的，像肩部的关节，我们的胳膊能前后摆，全靠肩关节起作用。最大的球状关节是是髋关节，连接下肢和髋骨。一种是椭圆形的，像腰关节，这种关节只能前后或左右活动。还有一种关节只能像门一样前后移动，手指的关节就是这样。最后一种是旋转关节，我们的头盖骨底部就有旋转关节，所以头部可以来回转动，手腕处也有旋转关节，我们用钥匙开锁时，手能转动也是旋转关节在起作用。

如此说来，人们的一举一动都离不开关节，因此，关节的主要功能就是运动。它们的运动形式多种多样，运动范围也存在着很大的差异。每个关节的正常活动范围常受年龄、性别、胖瘦和锻炼情况的影响。一般的规律是年轻、女性、体瘦、经常锻炼者，其关节的活动范围较大；而年老、男性、肥胖、不常锻炼者，其关节的活动范围较小。

关节的运动形式基本上分三组：屈和伸、内收(关节靠近身体中线)和外展(关节离开身体中线)、内旋和外旋。如上肢的肘关节，能做屈和伸一组动作，腕关节能做屈和伸、内收和外展两组动作；肩关节能做屈伸、内收和外展、内旋和外旋三组动作。

关节要运动，也需要稳定，这一对矛盾，通过关节特殊的结构得到完美的统一。关节的软骨、关节囊的滑膜层、关节腔和腔内的滑液，都有利于关节活动；关节囊的纤维层、关节内外的韧带、关节周围的肌肉紧张度，则有利于增强关节的稳定性。从功能上来看，稳定性好的关节，活动性就受到一定限制；活动性大的关节，稳定性又受到一定影响。如脊柱的主要功能在于支持体重和保护脊髓，因此，脊柱关节的稳定性大而活动性小；上肢的主要功能是活动，因此，上肢关节的活动性大而稳定性小。

耐磨损的关节软骨

关节软骨就是人体内关节两端，包裹在长骨两端的一层白色的光滑结构，人类膝盖的关节软骨大约有几厘米厚。软骨组织和下方的骨骼，在结构上有明显的不同，骨骼组织有丰富的血管和神经网络，硬骨组织的新陈代谢也因此非常旺盛。与其相比，软骨组织则没有任何血管和神经结构。软骨组织的养分主要从周围关节液中扩散过来，供给非常缓慢，因此，软骨组织中的新陈代谢也非常缓慢。由于骨骼内有神经组织，如果两块骨骼相撞，可以想象对于神经的冲击会有多大，所造成的疼痛是非常严重的。然而，因为有了软骨的遮蔽，骨骼间就不会直接接触，当我们行走或是进行激烈的活动时，就不会感到痛苦。

关节软骨的结构像一块吸满水的海绵，水分占了全部重量的 80%，构成类似海绵多孔性结构的细胞外间质占了 15% 左右，而真正具有生命的软骨细胞只占 1%~5% 的重量。细胞外间质是由许多种大型的生物分子所构成，包括胶原蛋白、含蛋白多醣和非胶原蛋白的蛋白质。胶原蛋白构成了坚韧的结构，提供软骨组织强韧的特性，使得软骨组织禁得起磨损，而含蛋白多醣则提供了软骨的吸水特性，可以涵养适量的水分。

运动时，关节之间难免会互相碰撞和磨擦，就像车子齿轮的互动一般，时间一久总会有磨损的问题。但是，造物者不会让我们提早报废，软骨的设计就是为了保护着底下的骨骼。首先，软骨组织有像海绵一样的特性，受到压力时，水分会从软骨组织中流到底下的硬骨组织中，当压力消除时，水分又重新流回软骨组织中。有了这样的机制，可以抵消因为运动对于骨骼所产生的压力，保护骨骼组织，使得骨骼不致因运动的碰撞而造成伤害。另外，关节软骨的表面十分平滑，关节间又有关节液的润滑，就像齿轮间的机油一样，使得运动所产生的摩擦力非常小，只有我们溜冰时的 1/5，可以避免关节软骨磨损。这些功能，使得我们可以没有障碍地自由行动。

有时我们在活动关节的时候，如指关节、肩关节和膝关节时，会听到"啪啪"的响声，其实，这是关节囊中"气体"发出的声音。关节囊里有一种被称作滑液的润滑剂，这种物质包含可溶解气体。当你伸展关节，实际上是在压缩关节囊和它里面的液体，迫使那些含氮丰富的气体从润滑溶液中逸出。关节囊释放"气体"的时候，你就会听到"啪啪声"。

气体被释放出去以后，关节的柔韧度变得更好。但你可能会注意到，你无法让同一个关节立刻再发出啪啪声。为什么会这样呢？那是因为释放出去的气体必须被液体重新吸收后，它才能再次发出声音，这个过程大约需要 15 到 30 分钟。如果你习惯用扳指关节的方法释放压力，不妨试一试抽出 30 秒时间全神贯注深呼吸。虽然指关节啪啪作响不会导致关节炎，但它会减弱关节的握力。

有意思的"麻筋"

胳膊肘部的内侧有一个稍微凹陷的地方，轻轻一按就会发麻，这地方叫"麻筋"。有些小朋友在玩闹时，会在这个地方叫小伙伴品尝一下麻嗖嗖的滋味。要找这个部位很容易，在肘尖的内侧逐点按压，一理按到这个地方就会产生发麻的感觉，这就是"麻筋"。学名是尺神经沟，因为有一根尺神经从这里经过。发麻就是因为尺神经受到压迫而产生的，所以"麻筋"其实就是尺神经受到触动。

我们长着一双万能的手

人手之灵巧，怎么想象和估算都不为过。在地球上的所有生物中，没有比人的手更灵巧的了。正因为人有一双灵巧的手，才能创造出灿烂的文明成果。

人手的结构并不复杂，手掌中有5根圆柱形的掌骨，从手腕伸展到指关节。从掌骨又伸出14根有关节相连的指骨，每双手总共有28节指骨。手掌与前臂之间的桥梁是手腕，由8块小骨像铺路的鹅卵石般砌成。这些小骨叫做腕骨，由像手套一样结实韧带包扎在一起。

人的器官中，最精巧的部分是手部的19块小肌肉，也是手最宝贵的部分。有了这19块肌肉，人才可以干非常精细、灵巧的活儿。手指主要由前臂的强力肌肉控制，这些肌肉附有肌腱，最远的一直伸展到手指的末节，手部的肌腱包裹在长长的腱鞘里。前臂肌肉收缩时，拉动肌腱和腱鞘，手指就弯曲了。因为拇指和其他手指是对向的，所以人手十分灵巧，能轻易捏住细小的物体。

手还是人类神经感觉最为丰富最为敏感的部位，神经纤维也最集中。从比较学研究的角度来看，人类基因组的检测结果显示，大鼠和人在基因结构上大体相同，仅有3%的差异。但在手拥有神经纤维的数量上差异却极大。大鼠前爪上有3万根神经纤维，而人手上有100万根，这是任何其他动物都无法比拟的。人也因此具备了最复杂、最特殊的功能——手和脑的联系与互动。

最近有瑞典专家研究了手指活动和脑血流量的关系，证明手指活动简单时，脑血流量约比手不动时增加10%。但在手指做复杂、精巧的动作时，脑血流量就会增加35%以上。脑血流量的相对增加，就有利于思维的敏捷。这证明了手和脑之间的密切关系。再从人的大脑皮层显示的信息来看，手在大脑皮层上所占的面积最大，几乎达到1/4～1/3。因此，手的高度灵活是和脑联系在一起的，是人类所特有的高度进化的结果。可以说，手是人的第二大脑。

手是人类不折不扣的万能工具。我们吃饭、穿衣、写字、弹琴、打球、种地、做工、操纵电脑，哪一样离得开手？有人估计，人的双手能做出上亿个动作。有了这双灵巧的手，外科医生缝合了直径不到1毫米的血管和神经。我们的手非常勤劳。在人的一生中，除了睡觉以外，双手几乎从不休息；手指屈、伸至少2500万次。连躺在小床上的婴儿，也不时弯曲和摆弄着手指。

● 趣味阅读

老了比年轻时矮吗？

人的椎间盘的含水量会随着年龄的增长而减少，体积也因此变小，脊柱于是变短。另外，人老了之后，脊柱也会变弯，所以，老年人的身高相比于他年轻时的身高要矮一些。

人体内的几个"减震器"

人体不断地经受着来自行走、跑跳等动作与地面之间产生的反冲力的冲击和干扰，构成对人体，特别是大脑的威胁。但奇怪的是人人却可以不受损害，这是因为人体内有一套类似弹簧的缓冲结构，起到很好的保护作用。

"减震器"之一——椎间盘。人体的第一个"减震器"在脊柱上，这就是脊椎骨之间的"海绵软垫"——椎间盘。它由内、外两部分组成：外部是坚韧而富有弹性的纤维环，内部是白色而有弹性的胶状物质的髓核。这种结构可以使脊柱承受压力、吸收震荡、减轻冲击。不同部位的椎间盘厚度是不一样的：胸部中段最薄，腰部最厚，因而腰部活动起来方便得多。女性的腰所以要比男性柔软，原因也在这里。女性腰部的椎间盘比男性要厚，而且空隙要大一些。这就使她们得天独厚，能完成柔软的体操或杂技动作，而男性只能望尘莫及了。

"减震器"之二——脊柱弓。从脊柱侧面观察，自上而下在颈、胸、腰、骶部各有一个弯曲。这些弯曲既起维持直立姿势的作用，又增强了脊柱的弹性，对减轻头部的冲击，起着重要的缓冲作用。对脊柱起连结作用的椎间盘，是一种类似弹簧垫样的结构，它可以像弹簧一样，随着压力的变化而随时改变脊柱的形态，是人体重要的弹性缓冲装置。

"减震器"之三——半月弓。膝关节内垫有一对呈半月形的半月板，它可使膝关节结合得更合适，有利于运动，同时可增加关节的弹性，在跳跃和剧烈运动时起缓冲作用。人体腿部的肌肉以及连接肌肉和骨骼的肌腱，也是一种弹簧。其中，最出色的莫过于小腿的腓肠肌和比目鱼肌，特别是与它们相连的跟腱。跟腱全长37厘米，弹性与优质橡胶相仿。据测算，一个人以每秒4.5米的中等速度奔跑时，地面的最大作用力大约是人体重量的2.8倍，而跟腱承受的力量约等于人体重量的7倍。

"减震器"之四——足弓。足弓是脚底的拱形结构，是人体的另外一种弹簧。猿类几乎没有足弓，所以走起路来摇摇晃晃，跟跟跄跄。有了足弓，人的体重大约52%就落在脚后跟，剩下的落在拇趾跖骨头和小趾跖骨头上。体重主要落在这"三脚架"上，走路时就不会左右摇摆。有了足弓，脚就富于弹性，劳动和运动时能对震动起缓冲作用。

人体里的"弹簧"是人体的保护结构，是保证人体生理机能正常进行必不可少的。可是，损伤、不正确的站姿和坐姿，以及不正确姿势下的剧烈运动，往往会引起这些结构的病变，影响其功能。如驼背、脊柱侧曲、椎间盘脱出、足弓塌陷、半月板撕裂等都是这些结构常见的病变，应该引起大家重视，避免生活中对这些部位的损伤。

● 趣味阅读

脚是第二心脏

现代医学认为，脚离心脏最远。因此，脚部血液回到心脏不仅过程长，而且如果没有足够的压力，就很难顺畅地流回心脏。因此，离心脏最远的脚部血液必须凭借脚部肌肉正常的收缩功能，才能使积存废弃物的静脉血经由毛细血管、小静脉、静脉流回心脏。可以说，脚部肌肉如同人体"第二心脏"，其收缩功能的好坏决定着末梢循环的状态。

足弓是人类脚下的"弹簧"

人是唯一有足弓的脊椎动物，足弓的存在既表示了人的特征，同时也是人类进化过程中的一个标志。人类的祖先生活于森林中，过着树栖生活，其上下肢功能无明确分工，皆以攀援抓握为主，故手、足相似，无足弓、前足发达、趾长而伸屈灵活自如，足跟不负重，跟骨因之较小。此时足的姿态是前足向内旋转，足内缘凹陷，外缘凸起。当人类进化，自树栖生活移居平原，更为重要而有决定性意义的是发展到直立生活，手足有了明确分工。手主要从事劳动生产，足专司负重行走。为此，足的结构和形态也发生了相应的改变。

——陆地直立生活，两足负担体重，故跟骨发育长大，成为足部最大的骨骼。

——站立行走，要求足有弹性并有向前推进作用，因之，舟骨和内侧楔骨向上升高，形成足纵弓。

——原来为了抓握方便，拇趾细长且与第二趾离开，形成一定的角度，活动灵活与拇指相似。为了直立行走要求能负重稳定，故拇趾与第二趾靠近平行，不再外展成角，并有韧带联系，活动因之减少。

——由于足弓形成，为了维持此弓形结构，足部韧带发育壮大。再因足不再从事抓握动作，故足内在肌萎缩退化。

足弓的主要功能是使重力从踝关节经距骨向前分散到跖骨小头，向后传向跟骨，以保证直立时足底支撑的稳固性。当身体跳跃或从高处落下着地时，足弓弹性起着重要的缓冲震荡的作用。在行走，尤其是长途跋涉时，足弓的弹性对身体重力下传和地面反弹力间的节奏有着缓冲作用，同时还有保持足底的血管和神经免受压迫等作用。足弓的维持一是楔形骨保证了拱形的契合，二是韧带的弹性和肌肉收缩，使肌腱紧张，后者是维持足弓的能动因素。如韧带或肌肉（腱）损伤，先天性软组织发育不良或足骨骨折等，均可导致足弓塌陷，形成扁平足。

现代物质文明发达，人们皆穿着鞋袜，有高跟鞋，亦有所谓"火箭式"尖头鞋，对足横加束缚，使肌肉常期处于紧张状态，再加道路平坦整齐，出门上公共汽车，或以自行车代步，甚少步行。在上述情况下，足肌缺乏锻炼，不够坚强。若再加上生活富裕导致体重增加，足弓不能承担，便易形成平足症。故平足症可以看作是人类进化、物质文明发达时期的一种退化病。可见足弓低或平足，不能说成是平足症。足弓可以吸收震荡，良好的足弓应有弹性。足弓过高，韧带过紧；或足弓过低，韧带松弛、足肌乏力，均会引起疼痛。足弓虽平，而韧带坚强，足肌健壮又能起保护作用，具有弹性，可以毫无症状。故平足症是指足弓低平，患足外翻，无弹性，在行走和站立时有足疼痛症状者。

人在跑步或跳跃时，足跟不着地，两侧前足也不同时着地，两足肌肉的收缩，此起彼落，既紧张又协调，韧带劳损可能性更少，故适度的跑跳，对足弓也是有益无害的。但一定要有一个良好的足弓为前提，已失去弹性的足弓，或足弓已经塌陷的，不适宜进行过多的跑、跳动作。穿着高跟鞋无论站立或行走，足长伸肌等肌肉都处于高度紧张状态；穿着无跟平底鞋，又使肌肉过度松弛，增加韧带负担，两者对足弓的维护都不利。故穿鞋以中等高度的后跟为宜。

人体现象

人体的左右"比重"有差异

在人们的印象中，人体的左侧和右侧似乎都是对称的。因为谁都知道，如果通过鼻子到两腿中间作一条中轴线，那么，一双脚、两条腿、一双手、两只眼睛和一对耳朵等，就显得十分对称。除此之外，毛发的分布，人体表面的凹凸不平，也是左右对称的。鼻子和舌头等虽然是成单的，但是鼻子位于面部的中央，舌头居于口腔中间，而且它们的形状也是左右对称的。其实，人体的左右两侧并不完全对称。一个小小的实验可以证明这一点：拿一张自己的正面照片，依正中线分成左右两半，然后分别按左半部和右半部复原，结果就会得到两个与原来不同的人像。

仔细观察你周围的人，会发现人体中的不对称现象比比皆是。大部分人的额部，左侧比右侧稍大一些，所以右面颊略微向前突出。有些人的眼睛，一只大，一只小；一只双眼皮，一只单眼皮。有的人眉毛一高一低，耳朵一大一小。胎儿在母腹中，到第六个月就会自然地向右倾斜。人的脊柱在胸部多弯向右侧，在腰部常向左侧弯曲，因而左肩往往比较宽而高。大部分人的右手比左手长。在长度、重量和体积等方面，右腿也超过了左腿。怪不得蒙上眼睛在平地自然步行，过一段时间就会向左弯过去。当你穿上新买的鞋子走路时，往往感到一只脚的鞋子舒服合适，另只脚却并不那么舒服。原来，人的双脚一大一小也不对称。

人的内脏器官也不对称。心脏的2/3在身体正中平面的左侧，1/3在右侧。左肺只有上、下两叶，右肺却分为上、中、下三叶。肝脏的大部分和胆囊在身体的右侧，胰腺的大部分和脾脏却在左侧。

人体不仅形态构造不对称，各器官的机能也并不对称。60%的人，右眼的作用大于左眼。每个人都有两个鼻孔，左右鼻孔都能呼吸，但对人体的影响却是不同的。用右鼻孔呼吸时，大脑容易兴奋，神经处于紧张状态。因此，当你进行紧张的学习和工作时，往往用右鼻孔呼吸。左鼻孔正好相反，它是在轻松、安宁时进行呼吸的。

美国心理学家沃纳·伍尔夫经过多年研究，发现人脸两侧的表情不完全一样。他认为，右侧脸是"开放性"的，能表达一个人想要表达的感情；而左侧脸则是"闭关性"的，他流露出下意识的感情，因而左侧脸表达的感情是真实的。

美国威斯康星大学的凯·史密斯教授发现，人在讲话时，嘴唇、舌头和两颊的动作，几乎都是半边脸动得特别积极。

机能不对称最明显的例子，莫过于左右手的功能了。大多数人习惯用右手，他们用右手写字、吃饭、干活。也有少数人爱用左手干活，他们的左手似乎比右手更重要，更起作用，通常称他们为左撇子。

一个人习惯于用右手或左手，与左右大脑两半球的支配作用有关。左脑和右脑在形态和功能上都不对称。大脑前上方的额叶，右侧较左侧略大；而后下方的枕叶，则左侧较右侧稍大。研究表明，就大多数人来说，左脑主要负责语言，处理数学和逻辑的排列；右脑则与知觉和空间有关，它是音乐、美术、空间的知觉辨认系统。

左右脑的不对称性还可以用实验来证明：如果用特殊的通电方法压迫右脑，使它暂时"休息"一下，那么主管语言的左脑就会变得异常兴奋。这时受试者像个醉汉一样，夸夸其谈，唠叨不止，到处插嘴，说个没完没了。左脑虽然会指挥舌头大发议论，但发出来的声音和声调却完全变了样，既没有节律，也没有抑扬顿挫。这是因为右脑虽然不管语言，却负责控制说话的声调。

有人发现，如果使右脑停止工作，那么左脑听到声音以后，就无法分辨究竟是风声还是机器声，即使想唱歌也唱得不伦不类。反过来，如果让左脑停止工作，那么右脑可以指挥发声器官"引吭高歌"，但不知道唱的是什么词，更不知道是什么意思。

人体的不对称是不是就一成不变了？一般说来，形态上的不对称大多生来就有，但功能上的不对称就不一定如此。神经生理学家认为，脑功能的不对称是儿童到4、5岁时才形成的。在这以前，左脑和右脑接受和掌握语言的能力相等。过了4、5岁就会有一个大脑半球，通常是右脑，失去接受和掌握语言的能力，变成"哑半脑"；而另一个大脑半球则专管语言、抽象、综合和概括。

新陈代谢，人体生命活动的基础

人体生命活动的基础是新陈代谢，它包括物质的合成代谢和分解代谢。人体从外界摄取物质经过一番变化，变成自己身体的一部分，并且贮存能量，这种变化叫做合成代谢。与此同时，构成身体的一部分物质也不断地氧化分解，释放出能量，并把分解的产物排出体外，这种变化叫做分解代谢。它们组成人体的一个新旧交替的过程，这就是新陈代谢。人体的新陈代谢时时刻刻都在进行着，新陈代谢一旦停止，生命也就结束了，其他的一切生物也都是这样。所以说，新陈代谢是维持生命的基本条件，它为个体的生存、生长发育、生殖和维持体内环境恒定提供了物质和能量。

人在青少年时期，身体正处于生长发育阶段，摄入物质的总量超过排出物质的总量，因此身体逐渐长大，这就是合成代谢占优势。当人患病期间，摄入物质的总量少于排出物质的总量，因此，身体逐渐消瘦，这就是分解代谢占优势。人体在新陈代谢过程中，既有物质变化——物质代谢，又有能量转换——能量代谢。人体内有很多化学物质，假如把性质相近的归在一起，不外乎蛋白质、糖类、脂类、水及无机盐这几大类，物质代谢实际上也是围绕这几种物质进行的。

蛋白质的代谢：蛋白质是组成人体结构的主要物质。食物中的蛋白质经过消化变成各种氨基酸，被吸收到人体后，在各种组织细胞内，在各种酶的参与下又重新合成人体所特有的蛋白质。而体内原来的蛋白质中，有的就分解。蛋白质分解代谢的第一步是变成氨基酸，氨基酸氧化后生成二氧化碳和水，并释放能量。一些蛋白质分解的最终产物如尿素等则随尿排出体外。当机体缺乏蛋白质时，容易导致机体生长发育迟缓、体重减轻、疲劳、贫血、创伤不易愈合、对疾病的抵抗力减弱及病后恢复缓慢等。严重缺乏时，可出现营养不良性水肿。

糖类的代谢：糖又叫碳水化合物。食物中含的糖类主要是淀粉，淀粉经过消化变成葡萄糖被吸收到体内。正常血液中葡萄糖量（简称血糖），必须保持在80～120毫克／100毫升范围内，这个数值要相对稳定才能维持细胞的正常生理活动。当大量的食物经过消化陆续吸收到体内，血糖的含量会显著增加。这时，肝脏可以把一部分葡萄糖转变成糖元，暂时储存起来。同样肝脏也能将储存的糖元变成葡萄糖输送给血液，这样，血糖浓度才能维持在正常水平。

脂肪的代谢：脂肪在人体组织中的含量波动很大。食物中的脂肪经过消化吸收到体内以后，大部分是在皮下、肠系膜、肌肉间隙等处贮存起来，这部分脂肪称为贮存脂肪，含量常随膳食脂肪量而变动。而贮存于细胞质和细胞膜中的脂肪称为组织脂肪，其含量稳定，不受膳食脂肪的影响。成年人贮存的脂肪一般约占体重的10%～20%，女性通常比男性多一些。当身体需要时，这部分贮存的脂肪也可以进行分解，释放能量，供细胞利用。此外，脂肪还有维持体温、固定组织、保护脏器和调节生理功能等作用。

水和无机盐的代谢：水既是人体组织或细胞的重要组成部分，具有调节体温、维持正常的消化吸收、输送血液和排泄功能，又是体内各种生化反应的重要媒介。成人体内的水分约占人体重量的60%，且年龄越小所含水分的百分比越高。一个人若多日不食但有水分的补充，仍可维持生命20多天，但如缺水几天或身体失水20%后就可引起死亡，由此可见水对人体的重要。

无机盐：又称矿物质，约占人体总重量的4%～5%，人体中无机盐元素有60余种，但钙、镁、钾、钠、磷、硫、氯等7种含量较多，其他如铁、铜、碘等则含量极微，所以又称微量元素。无机盐在体内含量虽少，但却有极其重要的生理功能，如维持构成机体内的渗透压和酸碱平衡，维持正常的生理活动，同时也是体内活性成分如酶、激素等的组成成分。

我们到底能活多久

人类从原始社会时期的平均寿命22岁发展至今，寿长已经翻了好几番。美国著名未来学家雷·库兹威不久前在加拿大举行的"水晶球"会议中，向来自全球的科学家做多项大胆预言：20年后人类可望获长生不老之术。雷·库兹威的预言能否实现尚是个谜，但人类正在走上长寿之路却千真万确。

有足够的科学论证表明，每个人的健康与寿命的60%因素取决于自己，15%取决于遗传，10%取决于社会因素，8%取决于医疗条件，7%取决于自然环境气候。为此，作为一个21世纪的现代人，比任何时代的人都应当有信心、有能力把握好属于自己的那个"60%"，将长寿梦想变成快乐现实。

20世纪初期，西方的预期寿命是45岁多一点；至20世纪50年代，增加到了66岁；当今在绝大多数西方国家，又上升到76至79岁。经历一个世纪，我们长寿了30多岁。现在的人不仅身体要比过去的同龄人好得多，而且行为的姿态也更"年轻"。

俄罗斯研究人员试图在人体中植入"永生细胞"。那么，自然界是否存在长生不老的细胞，即能不断发生分裂的"永生细胞"呢？事实上，科学家早就发现"永生细胞"的存在。如腔肠动物水螅的嘴部器官就是由"永生细胞"构成的，这使得水螅的嘴能不断地"更新换代"，永不衰老；人体中的血液细胞、肠膜细胞也都属于"永生细胞"，它们能够不断发生分裂实现自我更新。既然如此，有没有可能通过科学手段在人体多个重要的器官中培植"永生细胞"呢？

美国科学家不久前发现，人体免疫系统之所以能"记住"人体曾经患过的疾病，关键在于存在一个"长寿基因"。这个"长寿基因"可以使特定的人体免疫细胞存活几十年，当人以后再次患这些疾病时，人体免疫细胞就会认出它并加以反击。科学家由此引申出研究这一"长寿基因"今后的重要发展步骤：首先，若能适当控制操作这个基因，就可以促使癌细胞死亡；其次，控制操作这个基因，可以使免疫力缺乏或不足的患者达到正常的免疫水平；再者，如能控制操作这个基因，就能帮助特定细胞存活更长时间。

高度仿真的人造器官

人类运用科学技术仿造的人体器官，叫人造器官。把这种人造器官移植到人体中，既可替代有病的失去功能的自身器官，又可避免移植来自别人体内的器官所引起的免疫排斥反应。

人工喉、人工心脏瓣膜、人工关节、人工耳蜗等大家都已相当熟悉，而人造心脏、人工肾等也已在医学上得到了较成功的应用。近几年，又陆续发现和研制了许多更先进的人造组织和器官。如从螃蟹等动物壳中提取甲壳质造成的人造皮肤，应用于烧伤病人的治疗，取得了理想的效果。法国开始使用一种蛋白质组成的生物胶，用来粘合皮肤、肌肉和骨头，使外科手术变得方便多了。日本学者还研制成了适于给各种血型的人输血用的第三代人造红血球。借助先进的电子技术制成的假肢，已经能够直接接受神经系统控制，而近乎取代天然肢体的功能了。

科学家还用一种极其微小的自动化仪器，连续测定血中葡萄糖浓度，并指挥一个微型泵，按照计算结果向血中补加胰岛素，维持血糖浓度恒定在最适当的水平。这种仪器小到可以植入病人体内(或附在体外)，事实上代替了糖尿病人胰腺分泌胰岛素的功能，所以叫"人工胰"。最难仿造的肝脏也由日本科学家制成了，虽然它是由人工在体外培养的肝细胞组成的，但已经能代替肝的功能，使严重的肝病患者借此生存下去。

在不久的将来，巧夺天工的人造器官将不仅能挽救伤残病患者，使他们过上正常人的生活，而且会在更广泛的领域里造福于人类。因为，一些先进的人造器官，甚至在功能和原理等方面已超出了人体天然器官。如利用蝙蝠判断障碍物的原理，研制出一种能发出和接受超声波来"看"障碍物的盲人眼镜，可使盲人从此扔掉探路的拐杖了。还有神通广大的"电子鼻""蛙眼""电子耳"等，虽然不是用于人体修补的，但在军事、工业等广阔的领域中发挥着重要作用。

目前的科技成就表明，世界上人造器官已经可以替代几乎所有的人体器官——假牙、假发早已在市场普及，人造晶体也已使成百上千的人恢复了视力，仿生耳可以使听觉神经完全受损的人恢复听觉，越来越多的人更换了心脏内部的一个小零件，例如用合成纤维或金属制成的血管代替了发生栓塞的心血管，用人造心脏瓣膜代替发生病变的心脏瓣膜。此外，还有人造五官、手足、脊椎和性器官。

日本有一项临床实验，它将主要用于拯救肺癌患者的生命，同时还可用于替换慢性哮喘、肺囊肿性纤维化、肺气肿患者的受损肺。美国国家卫生研究所对此已拨专款500万美元予以支持。该项技术是将一个如CD盘大小的塑料扁盒子嵌入人体胸腔，该盒子包含一个向血液输送氧气的多孔纤维管网络，当人造塑料肺被置入患者胸内时，体内的血液就会通过多孔纤维管网络，这时氧气就会融入人体血液。同时，塑料肺把本该通过嘴和鼻子排出体外的二氧化碳废物导出体外。目前，研究人员已经成功地把这种人造塑料肺移植入猪的体内，它已能够取代大部分自然肺的功能。不过，这种人造塑料肺还有些缺陷，它还无法复制自然肺为满足人体不同能量需要而产生的生理反应。但科学家相信，设计技术和材料上的改进将使人造塑料肺很快进入实用化。

在研制人造肌肉方面，日本的科学家作出了杰出的贡献。日本茨城大学长田义仁教授主持的一个研究小组成功开发出用电压实现屈伸动作的人造肌肉。它的材质是一种化学名为聚丙烯酰胺异丁烷横酸（PAMPS）的高分子凝胶，其三维结构的片状个体大小约2厘米。实验过程中用试棒从两端将其拉开，搭在事先加有表面活性剂（肥皂类）的水槽上，然后在材料表面交替施加正负电压，这时凝胶片就会像尺蠖一样屈伸拉动试棒，速度为每分钟25厘米。这项技术可望将来用于制造假肢人工肌肉及人工脏器的动力源。

最近，英美一些企业开始小批量生产人造皮肤，其性能与人体皮肤无异，可用于皮肤移植手术。据英国史密斯－内菲尔公司介绍，这种人造皮肤是该公司与美国先进组织科学公司联合研制的，可修剪成各种适合的形状移植在患者需要的部位。

但是，人们至今无法制造人体最重要的一个器官——大脑，医生们只能用速凝塑料修补病人受损的颅骨，但对产生意识和智慧的源泉则无能为力。

人体更换"零部件"指日可待

现代医学已经发展到能够把一个有病的、失去功能而且治不好的脏器用手术方法切除后，换上一个好的器官。这就是通常说的"器官移植"。镶牙是我们最常见、最常用、最简单的人体器官更换再造技术，人体的其他器官，如心脏、肝脏、肾脏等能不能移植更换呢？能！这就是20世纪崛起的"器官移植"技术和"组织工程再造"技术。

毫不夸张地说，20世纪，器官移植的研究和实验结出了累累硕果。1905年，法国一名叫埃·卡莱尔的医生，创立了血管吻合的方法，并在动物身上进行了心脏、肾脏、肝脏的移植试验，但试验都以失败而告终。1954年，美国诺贝尔奖获得者廖里首次移植肾脏成功。20世纪60年代初，前苏联进行了首次狗头移植实验。1967年，南非医生伯纳德开心脏成功移植之先河，病人移植心脏后存活了18天。此后，科学家又相继成功完成了肝脏、骨髓、胰腺、肺、小肠等器官的移植。1996年初，瑞士曾对一对遭遇车祸的恋人进行了一次换头术，即将男友的脑袋移植到女友的身体上，这位"合并人"存活了一个月。

人体器官移植谈何容易，它有三道难关：器官来源关、手术关和排斥关，特别是器官来源关是难中之难。目前，患者移植的器官一般来源于人们自愿捐献。人有两个肾脏尚可献一个，但心脏、肝脏等器官人体中只有一个，需要这些器官时，只能来源于尸体了，而且还要得到死者生前的同意。而在这些自愿捐献的器官中，也只有极少一部分健康器官符合移植要求。因此，人体器官货源奇缺，已成为器官移植的最棘手的难题。

在器官移植中遇到的最大的问题，就是从别人身上移植来的器官会被自身的免疫系统作为"外来者"而发生排斥反应，带来许多严重的问题，导致手术失败，甚至造成病人死亡。通过科学家的努力，这方面已取得很大进展。有人预测，在不远的将来，人类将用基因工程手术和细胞移植等先进的技术来代替现在的器官移植手术。现在做的器官移植，一般都是人与人之间的移植，就是把器官从一个人身上移植到另一个人身上。医生们把这种移植叫做同种异体移植。如果把兔的器官移植到狗身上，或其他动物身上，这种异种之间移植，目前还处于研究阶段。

在人体器官供体极其短缺的情况下，有没有一种新的方法来解决移植器官的来源问题呢？有！这就是组织工程再造。在组织工程再造的研究中，不少科学家已付出了辛劳的汗水，并取得了一定进展。例如，德国科学家用头发培育皮肤的实验，美国哈佛大学医学院的研究人员让鸡脚长在鸡翅上的实验，我国的科研人员让人耳长在鼠背上的实验，以及美国奥西里斯医疗技术公司研究人员用骨髓中的母细胞培育骨髓或软骨的实验等。但这些实验培育出的器官品种有限，特别是难以培育出人体内脏器官，现已培育出的器官距离临床使用还有一段距离。

为了尽快培植出患者急需的器官，科学家把目光投向了动物器官，因为动物器官来源广泛。但是，现在很多动物是受法律保护的，不可能随意捕杀以获取所需要的器官。于是，猪就成了理想的器官供体。因为猪的器官大小、性状与人类相仿，而且容易繁殖，可以大量饲养，器官资源丰富。

让人们担心的是，猪的器官植入人体后，同异体人的器官相比，更容易受到人体免疫系统的围攻。因此，医学家们利用基因工程技术为猪"乔装打扮"，将人体的基因导入猪的细胞，使猪产生某种人体蛋白质。这样，人体免疫系统就会将猪器官当成"自己人"而不加排斥。

目前，这种转基因猪器官移植已在动物身上实现。1999年1月，英国剑桥大学将一颗转基因猪的心脏移植到狒狒体内，使狒狒存活了99天，成为世界上迄今利用基因工程技术移植器官后存活时间最长的动物。1999年11月30日，我国武汉同济医院将一颗转基因猪的心脏移植到猕猴体内，手术后存活了90小时。器官移植有美好的发展前景，再过若干年，带有人类基因的猪器官会移植到人体。到那时，有些患者就可以如愿以偿地更换自己身上损坏了的"零部件"了。

人体可自控PH值

　　人体能自我调节严格控制体液酸碱度，只有在严重的病理条件下才会真正"变酸"，不过我们也要在饮食上多多注意，维持良性健康的酸碱平衡。

　　人体生命活动的基本单位是细胞，一个成年人的身体大概由几十万亿个细胞组成。这些细胞生存于体液（主要为血液、组织液和淋巴液）中，体液正常的酸碱平衡是细胞维持正常功能必不可少的。细胞在新陈代谢过程中会产生大量的酸性物质，如乳酸、二氧化碳等，同时产生少量的碱性物质。虽然这些代谢产物酸多碱少，但机体具有强大精密的调节体系来维持体液酸碱度平衡。

　　每个人要知道自己的身体是酸是碱，就要弄清自己的pH值。通常用pH值来衡量体液的酸碱度。pH值是溶液中氢离子浓度指数的数值，一般在0~14之间，当pH值为7时溶液为中性，小于7时为酸性，值越小酸性越强；大于7时呈碱性，值越大碱性越强。人体在正常生理状态下，血液的pH值精确保持在7.35~7.45之间，为弱碱性。这个pH值是人体细胞完成生理功能的最佳酸碱度，少一分或者多一分都不行。人体酸碱平衡非常重要，如果人体血液pH值低于7.35，会发生酸中毒，而pH值高于7.45则是碱中毒。无论酸中毒或者碱中毒，严重时会有生命危险。那么我们是不是应该定期检测自己身体的pH值，防止出现酸碱失衡呢？

　　其实，我们的身体有着精巧复杂的设计，从消化系统到排泄系统，再到呼吸系统都精密地控制着酸碱平衡，变酸可不是容易的事。就拿最先参与酸碱平衡调节的器官的小肠来说，虽然它并不直接产生酸或者碱，但可以根据食物的成分来调节对胰液中碱的再吸收，从而来调节血液中碱的浓度。小肠还可以通过调节对食物中碱离子（例如镁、钙、钾等）的吸收来维持酸碱平衡。大肠也能调节对含硫氨基酸以及有机酸的吸收，一般含硫氨基酸和有机酸由消化系统进入肝脏等器官，经过代谢反应后生成氢离子（酸）或者碱离子，并释放到血液中。

但是我们的血液面对从肝脏涌来的大量酸和碱毫不惧色，因为血液中含有碳酸氢盐、磷酸盐、血浆蛋白、血红蛋白和氧合血红蛋白等几大缓冲系统，这些酸和碱也无法兴风作浪引起血液 pH 值的急剧变化。当血液带着代谢产物经过肾脏时，肾会像一个小泵将酸性物质排出，并回吸碱性物质，同时还不断控制和调整酸性和碱性物质排出量的比例，以保持机体 pH 值恒定。另外，我们吃进去的糖、脂肪和蛋白质，经过体内代谢反应后的最终产物之一为二氧化碳，能与水结合生成碳酸，这是体内产生最多的酸性物质；因此我们的肺也没闲着，不断的排出二氧化碳，它是调节酸碱平衡效率最高的器官。

● 趣味阅读

人类的"尾巴"

对大部分动物而言，尾巴是非常重要的身体器官，它不但可以保持身体平衡、交流信息甚至也是某些动物的一条"腿"。但对人类而言，尾巴就显得微不足道了。人类的祖先从学会直立行走后，尾巴就失去了作用，最后慢慢消失，直到只剩下一根藏在体内的尾椎。

人体里究竟藏着多少"宝贝"

人体中有极其惊人的"宝贝"，品种繁多遍布全身。目前已经知道，人体中含有50多种矿物质，这些矿物质又称为无机盐。在体内占较大比重的有纳、钾、钙、镁、磷、硫等元素，也有含量甚微的铁、铜、钴、锰、铬、锌、钼、镍、硒、铅、镉、汞、钒、碘、氟、硼、硅等元素。这些被称为"微量元素"的矿物质在体内含量真是微乎其微，如锌在人体中只有百万分之三十三，氟不超过百万分之四十，铁也只有百万分之六十。然而，就是这些看来微不足道的元素，却与人的生存和健康息息相关。

这些"宝贝"当中，有的是组成人体血液的重要成分，有的是构成人体细胞不可缺少的物质，也有的是形成人体中某些酶、激素或维生素等活性物质的中心成分。总之，微量元素能帮助普通元素运输到身体各个部分，对人的正常代谢和身体健康，有着举足轻重的作用。

人们熟悉的铁就是血液中不可缺少的一种矿物质，它在人体内部的氧气运送和组织呼吸过程中，担负着"运输大队长"的重任。它和血液中的血红蛋白结合在一起，把新鲜氧气运输到身体各部，又把全身各处的二氧化碳带到肺里，呼出体外。体内一旦缺铁，就会发生缺铁性贫血症，还会使免疫机制受到损害，机体抵抗力下降。因此，国外有些科学家用富含铁质的白蚁，制成味道鲜美的蚁饼，作为缺铁性贫血症的助疗食物。轻微的缺铁者，只要调配饮食不难补充。食物中的动物肝脏、鱼类以及虾、金针菜、南瓜子、芝麻酱等都含有丰富的铁。鸡蛋含铁量也比较高，但鸡蛋里的蛋白质妨碍人体对铁的吸收，因此，不是良好的补铁食物。

　　人体的生长生育、新陈代谢以及各种生理生化反应等过程，都离不开体内起催化作用的特殊蛋白质——酶，而作为微量元素的锌则与我们体内50多种酶保持着亲密的关系。

　　锰也是人体中许多酶的激活剂，与血糖、血脂、血压均有联系，是心血管系统的有益元素。科学家们曾对一些长寿之乡的人进行了头发微量元素的测定，发现长寿地区人的头发中锰的含量明显高于非长寿地区，而且以长寿老人的头发中锰的含量为最高。这说明"高锰"很可能是长寿的一个重要因素。

　　有趣的是，某些微量元素具有抑制另一种元素功能的本领。利用这个特点可以治疗许多疾病。人体中镉含量升高，能引起高血压，还会造成胎儿畸形，利用锌或硒可对镉产生抑制作用。某些重金属引起的肿瘤，也可用硒或锌来治疗。

　　人体内的微量元素都有一个最佳范围，低于或高于这个范围都可使人生病。例如，铜的含量超过一定限度就会加速机体衰老，还会引起冠心病等。锌摄入过量则会引起恶心、呕吐、头昏，甚至导致死亡。人脑中铝的含量也不能过高，否则就会产生痴呆症。

　　人体每时每刻都在进行新陈代谢，每天总有一定的微量元素排出体外，因此需要从膳食中摄入补偿。要克服偏食，提倡混合食，使食物互相调剂和补充，人体中丰富的"矿藏"才会永不枯竭，使机体保持着旺盛的生命力。

指纹，你不知道的秘密

    科学家经过长期研究，将人类的指纹确定为5个基本类型，即拱形、年轮形，左右环形、结扣形和螺线形。

    在指纹上，携带着人体的大量信息。体内环境失衡的变化，各种疾病的征兆，情绪心理变异带来的能量物质代谢变化，以及遗传作用等因素，都可以完整地反映在手上，并留下暂时或长久的纹线。观察纹线变异、颜色及部位等变化，有助于诊断各种疾病。英国医学研究委员会最近发表的一份调查认为：只要看看人的指纹，便可知道是否患有高血压症。其实，指纹与许多疾病有着对应的规律。

    专家们的研究得出这样的结论：指纹类型和尺寸取决于一定的遗传因素，它们通过遗传传递。这个结论可将指纹数据用于科研的两个方面：一方面，这些数据也像其他特征，如眼睛的颜色、血型、对某些物质的味觉，用于人类演化机制的研究；另一方面，找到了指纹特征与病理障碍之间的准确关系。

    研究还证实，通过指纹不仅可以诊断一个人是否患有疾病，而且有助于案情的鉴别。美国发生了一桩汽车里的谋杀案。当时，侦探们逮捕了一名谋杀3岁女孩的嫌疑犯，却无法从他使用过的汽车中找到该女孩清楚的指纹，于是，侦探求助于正在进行儿童指纹研究的法医。

    法医检查了指纹的一些残余物质后，发现了脂肪酸、盐和氨基酸的混合物。他们判断，脂肪酸是指纹中可以留存最久的物质，从而使案情顺利侦破。

    科研人员认为，可以通过指纹，而不需要从血样中检查人的健康状况。他们借助皮肤中的一些化合物揭示出了如牛皮癣、糖尿病、酒精中毒和皮肤癌等疾病。在此基础上，科学家还可从一个人的指纹中获悉他曾否服用过某种药物。一个成年人即使是在两个星期前戒了烟，在他的指纹中还会残存尼古丁。一个公司或企业的老板，只要收集到有关对象使用过的咖啡杯，就可以从他们的指纹分析中，了解到他们的身体健康状况，以及是否是个瘾君子。法医们只要通过指纹化合物的分析，就可以大大缩小嫌疑犯的范围，准确无误地查出罪犯。

头会变形吗

成年人头部如不受外界的撞击是不变形的。但婴儿时，头部骨头很软，睡觉就能够使头部变形。所以要经常帮助孩子翻身，以免把孩子的头部睡成畸形，影响正常形象。

左撇子是怎样形成的

对于左撇子，人们没有一个统一的标准，也没有一致的调查方法，但简言之——左撇子就是惯用左手的人。然而，手的动作极其复杂，包括拉、抛、拧、握、持笔、用针等许多动作。有相当一些人，不同的动作惯用手是不一样的。如有的人扔用右手，而接用左手；写字大部分人惯用右手，但持话筒惯用左手的人并不少。还有一些动作需双手协同，如刨镐、锄地、持锹、挥杆等。单手动作惯用某一侧手的人，双手动作的主导手有可能是另一侧的手。

影响左撇子判定的另一个因素是后天纠正。几乎各个民族和不同时代，都有纠正左撇子的习惯。在东方，手的两项最主要动作——用筷子和写字。对于天生惯用左手的人，前者多在儿时已在家中被强行扳过来，而后者又往往在学校被强行纠正。不过不管如何纠正，这些人天生惯用手仍是左手。

如果考虑腿脚的动作，问题就更复杂了。跳高、跳远、蹬、踏、蹭等动作，许多用手百分百的右撇子，腿脚的动作却以左侧为主。为了有一个标准，对于中国人一般可以粗略的判定，左撇子是写字和用筷子天生惯用手是左手的人。其他国家关于左撇子的研究，我们只有含糊的理解为惯用左手的人，而不深究具体的动作。下面这个测验能够测出你是不是一个与生俱来的右撇子，还是一个潜在的天生左撇子。

1.在纸上画一只小狗。

2.用右手在纸上画一个圆，用箭头标明你画圆的方向，然后用左手再画一个圆，同样用箭头标明画圆的方向。

3.拿一张白纸，在中间剪一个一角硬币大小的洞，双手拿住纸的两边把两臂伸直。双眼透过剪开的洞看定一个物体，逐渐向怀里弯曲两臂，直到纸碰到鼻子，看看洞盖在你哪边眼睛上？

4.闭上眼睛，想象你被反绑着双手锁在一间屋子里，前面放着的一部电话是唯一的希望，这时候你会伸出哪只脚？

答案：

1.惯用右手的人会画头朝左面的狗，而左撇子画出的狗都是头朝右。

2.惯用右手的人常常按照逆时针的方向画圆圈，而左撇子则按照顺时针的方向；如果两个圆中有一个是以顺时针方向画的，你可能存在着用左手的倾向，如果两个圆全是顺时针画成，你多半是天生的左撇子。

3.如果剪好的洞盖在你的右眼上，你属于占人口90%的右撇子；如果洞是盖在你左边眼睛上，你至少存在着惯用左手的倾向。

4.大多数人会选择用右脚。但如果你在想象中是把左脚伸向电话，或许你是个左右手并用者，或者就是个左撇子，被父母费力纠正后才习惯用右手做事。

● 趣味阅读

耳朵凹凸不平有讲究

人的耳朵在胚胎发育的第六周出现，第十二三周达到成人的形状，9岁时即已相当于成人耳朵的大小。耳廓表面凹凸不平，既有收音和扩音的作用，又有折音与消音的功能。微弱的声波通过凹陷部位时，声音扩大，较强大的声波来临时，又可通过其凸起的部位把声音折返回去，起到减音的效果。

"人体能"廉价环保且用之不竭

乍一听到"人体能"这个词，是不是觉得有点陌生？其实很简单，顾名思义，就是人体释放出的能量。在人的生命过程中，人体能随时作用于周围环境，主要表现为热能和机械能，如运动时出汗便散发出热量，行走时体重对路面产生压力。这些能源至少有1/3被白白浪费掉。你可别小看它们，据专家测算，一个人昼夜浪费掉的人体能如果全部转化为热能，可以把和他体重相当的水由0摄氏度加热到50摄氏度。如果把全世界60亿人每年浪费掉的人体能加起来，则相当于10座核电站生产的电能。

随着科技的不断发展，能源问题日益突出。国外一些科学家和研究人员开始把目光转向开发人体能。国外有位科学家，为督促迷上电视的女儿坚持锻炼，防止她在荧屏前而引发"电视病"，专门设计了一辆独特的"自行车"，他的女儿必须骑在车上不停地蹬踏板以驱动发电机，才能保证电视机的供电。如果将发电机安装在健身房、体能训练中心的运动器械上，那么健身者和运动员在运动时就能同时驱动发电机发电了，真是一举两得。

美国的一家电信电话公司设计、建造了一座新颖的办公大楼，它利用在大楼里工作的3000多职工散发的热能收集转换为电能，用来照明、打字，甚至还用来调节室内的温度，使之保持在18摄氏度~29摄氏度。美国一家超级市场的经理更是别出心裁。由于超市入口处是一张旋转门，他便在门的附近安装了一套能量收集转化装置。顾客进出超市都要推动旋转门，推门的能量统统被收集起来转化为电能，为超市的电灯、电梯、电扇、空调等供电。由于每天顾客很多，为该公司提供很大一部分电能。

科学家们发现，人类自身的生物能也是一种尚待开发的新能源。经精确测算：一个人在一昼夜浪费的能量如转化为热能，可以把等于他体重的水由零度加热到50摄氏度。一个人在一生中有1/3以上的能量被浪费了。如果将全世界人口的能量加起来，相当于10座核电站发出来的电能。为此，科学家积极设法利用这种人体能。人体能同太阳能、风能一样，既廉价又没有污染，而且取之不尽，用之不竭。在科学发展日新月异的今天，人体能将逐渐得到开发利用，为人类造福。

● 趣味阅读

生物节律有周期

早在19世纪末，科学家就注意到了人的生理、体力变化和疾病产生等都具有周期性。人们体温的升降、心率的速缓、血压的高低，以及激素排放量的多少、新陈代谢的快慢，甚至情绪的沮丧与欢欣、心烦意乱与耳聪目明、昏昏欲睡与精神焕发等等，无不受体内的"生物钟"所控制。在国外的一些车站、旅馆和商店等场所，一种所谓的"生物节律计算机"粉墨登场，风靡一时。顾客只要输入自己的出生日期，计算机就可以告诉你当天的创造力、健康状况等。这是根据生物节律有周期的原理计算的，不过对运气的推测则是伪科学与迷信。

人为什么要哭泣

人类学家发现，在种类众多的灵长类动物中，人类是唯一会哭泣流泪的成员。流泪是人们与生俱来的简单行为，无需学习，人人都会，就像心脏搏动、肾脏排泄一样本能，像叹息、打喷嚏一样自发。那么，人为什么要流眼泪？流泪对于人体有什么作用？有什么意义？这个问题看似简单，却是长期以来使研究者们深感困惑的一个难题。

进化论的创始人查理·达尔文认为，流泪是某种进化的"遗迹"，与进化过程中的生存竞争无关。达尔文分析道：哭泣时，眼睛周围的微血管会充血，同时小肌肉为保护眼睛而收缩，于是导致泪腺分泌眼泪。达尔文据此认为，对于人体来说，眼泪本身是没有意义的"副产品"。不过，美国人类学家阿希莱·蒙塔戈的观点与达尔文截然相反。他认为，流眼泪对人体具有益处，这种益处在进化中有一定影响，因而能通过自然选择被一代一代地保存下来。人类会流泪正是适者生存的结果。蒙塔戈举例说，眼泪中含有溶菌酶，这是人体的一种自卫物质，它能保护鼻咽黏膜不被细菌感染。观察表明，没有眼泪的干哭，很容易使鼻咽黏膜干燥而受感染。

今天，越来越多的学者赞同蒙塔戈的观点，相信流泪行为对人体可能具有某些益处。美国明尼苏达大学心理学家威廉·佛莱从心理学和生物化学的角度，对流泪行为进行了比较全面的研究。他把流泪分成反射性流泪（如受到洋葱刺激）和情感性流泪两类。佛莱的统计表明，在一个月时间内，男人哭泣流泪的次数很少超过7次，而女人则在30次以上。晚上7～10点，同家人亲朋相聚，或者在看电视时，是情感性流泪发生频率最高的时间。佛莱用特制的小试管收集受试者的眼泪，对眼泪样品进行分析测试。他发现，情感性流泪的泪水中含蛋白质较多，而反射性流泪的泪水中含蛋白质较少。在这些结构复杂的蛋白质中，有一种据测定可能是类似止痛剂的化学物质。佛莱根据这一结果推测，流泪可能是一种排泄行为，能排除人体由于感情压力所造成和积累起来的生化毒素；这些毒素如果不通过流泪排出，留在体内将对健康不利；情感性流泪排泄毒素，使流泪者恢复心理和生理上的平衡，因而对健康有益。

然而，通过眼泪排出的究竟是什么成分的毒素？眼泪中所含的又有哪些功能不同的蛋白质？它们是如何产生、怎样代谢的？这些连佛莱本人也不清楚。搞清楚这些问题，将能帮助人们判断佛莱的学说是否正确。

研究表明，人的喜泪量大，味道很淡，而悲泪、怒泪则水分不多，味道很咸，原因在于受刺激的是交感神经还是副交感神经。因此，悲伤时流出的泪水有利于健康。

那么，为什么灵长类动物中唯独人类会流泪呢？对于这一点，研究者们长期以来似乎一直找不到比较合理的解释。

1960年，英国人类学家爱利斯特·哈代教授提出轰动一时的海猿假说。以往的人类起源理论都认为，人类诞生的舞台是森林草原。而哈代提出，在人类进化历史中，存在着一段几百万年的水生海猿阶段。这一特殊的阶段在人类身上至今留有深刻的印记，留有解剖生理方面的痕迹。这些特征，在别的陆生灵长类动物身上都是没有的，而在海豹、海狮等海洋兽类、海鸟身上却同样存在。例如，人类的泪腺会分泌泪液，泪水中含有约0.9%的盐分，这一特殊的生理现象也是海兽的特征，是古老的海猿阶段留在人体上的痕迹。在缺少盐分的陆上进化发展的动物，是不可能产生这种"浪费"盐分的生理特征的。

哈代教授的海猿假说在刚提出时，曾被视为"异想天开"。然而，随着时间的推移，这一假说并没有被驳倒，相反，相信这一假说的研究者越来越多。 1983年，澳大利亚墨尔本大学生物学家彼立克·丹通教授研究比较了人类和其他哺乳动物控制体内盐平衡的生理机制。他的研究也提示：人类的流泪可能起源于海兽泪腺的泌盐机制。

海猿学说也许是目前唯一能解释人类流泪起源的学说，然而，由于这一学说目前还缺乏可靠的化石依据，尚未被多数人类学家所接受。作为一种人类起源进化的假说，海猿学说有待进一步完善。

胃也有"大脑"

著名的内科医生迪安·埃德尔博士告诉我们，研究发现，"除了大脑，人的胃还有一个独立的思考中心存在"。他又说："我们通常认为大脑将神经信息传输到胃，胃也将神经信息反馈给大脑，这条神经通路主宰着胃的一切活动。然而研究发现，脊髓的某一个专门支配胃的神经节段与胃之间存在一个完全独立于大脑的反射弧。这意味着即使在颈项平面切断脊髓，断绝了大脑和胃之间的联系，胃仍然可以进行一部分活动。例如构成胃的'神经质发抖'的肌肉收缩运动就受控于该脊髓节段。"

人体是如何衰老的

随着年龄的增长，衰老的迹象总是无法掩饰——眼角出现皱纹、头发逐渐灰白、需要戴花镜才能看清东西。那么，身体是从什么时候开始衰老的呢？看看这些数据，可以帮你了解衰老的脚步。

视力：30岁以后，人的视力可能就开始变化。岁数越大，瞳孔对光线变化的反应就越差。到60岁以后，瞳孔大小只相当于20岁时的1/3。这时晶状体曲度变小，也许会出现浑浊。由于泪液产生减少，常会感到眼干，视力也会明显下降，大多数人超过55岁就要配戴眼镜。如果出现边缘性眩目、晚上视物不清，可能是白内障的前兆。

头发：随着年龄增长，头发的颜色和数量都会发生变化。头发的黑色素主要由毛囊中的黑色素细胞产生，30岁以后，毛囊细胞生成黑色素减少。当毛囊不再生产黑色素时，头发就完全变白了。

几乎每个人进入老年后，头发都会变得稀疏。60岁时，大约2/3的男性会谢顶。女性的头发也会显著减少，但脸部的毛发会增多。

大脑：20岁以前是大脑功能最旺盛的时期，到40岁时记忆力开始减退，70多岁时大约1/3的人记忆力会明显下降，其中老年痴呆症的发生率达10%。

皮肤和指甲（趾甲）：上了年纪皮肤表皮会变薄，黑色素细胞数量明显下降。从外观上看，面色苍白，皮肤变薄，呈半透明状，还可能出现老年斑。由于结缔组织的强度和弹性下降，皮脂腺分泌的油脂减少，皮肤还会干燥失去弹性。而指甲（趾甲）的生长速度会变慢，失去光泽变黄易脆。脚上的趾甲常常向内生长，表面还会长出很多纵嵴。

肌肉：从30岁开始，肌肉总量开始下降，到了70岁，至少会比30岁时减少20%。另外，年纪越大肌肉力量越差，这与肌纤维更新速度减慢有关。一些老人的手非常僵硬粗糙，这主要由于肌肉组织会被纤维组织替代。

骨骼：在人的一生中，骨骼细胞不断地破坏和再生。大多数人从30岁开始骨骼细胞再生速度减慢，骨重量和骨密度减小，这一变化在女性绝经后非常明显。

人体之谜

人类越长越高之谜

如果我们依据古书上对人体的记载，会以为古人的个子非常高大。但历史学家告诉我们，古代并没有统一和精确的尺度，最早是用蚕丝和马尾来度量的，后来又用自己的手和足。到我国周代，才有了用璧玉制作的尺。但那时的1尺仅有今天的19.7厘米。如果按照这个比例推算，那时候身长8尺的堂堂大丈夫，身高也不过157.6厘米。目前我国青年的平均身高已达170多厘米，比周代的"8尺之士"高许多。根据有关统计资料，世界各国人口的平均身高，正在以每10年1厘米的速度增加。许多国家都出现了代代高的现象，成了世界各国科学家研究的一个课题。

早在18世纪30年代，医学家们就开始系统地测量人的身高，积累这方面的资料。统计数据表明，地球上的人长得越来越高，而且增长速度还在加快。

苏联1961年入伍的新兵，平均身高比1941年入伍的新兵高8厘米。俄罗斯考古学家还发现，18世纪骑士的盔甲，正好让现在的少年佩戴。他们对这些18世纪初军人的尸骨进行了测量，发现过去的250年中，士兵平均"长高"了20厘米。而从1926年到1956年的30年时间里，莫斯科市民的平均身高增加了4.5厘米。不仅是苏联，在我国和其他许多国家，人体测量的数据都表明：人类一代比一代长得高。如果你观察一下周围就不难发现，子女长大以后大多数要比他们的父母高。

为什么人类会越长越高呢？早在20世纪30年代，德国科学家科赫就对这个问题进行了研究，认为这是由于人类居住环境的改变，受日光照射时间增加的结果。但人们又发现，在处于温带的一些国家，甚至靠近极地的一些国家，人的身高增长速度一点儿也不比热带国家慢。另外，农村的孩子在阳光下活动的机会要比城市的孩子多得多，而他们身高的增长速度要比城市的孩子慢得多。因此，科赫的说法是站不住脚的。

到了20世纪40年代，美国学者米尔斯通过动物实验，又得出一个新结论，认为人越长越高是由于气候变化引起的。他解释说，气候变冷，空气的温度降低，使人的生长速度加快。但在20世纪50年代以后，全世界的气候变得比以前暖和了，而人类身高增加的速度却一点儿也没有减慢，这又怎么解释呢？不少科学家认为，人越长越高是由于孕妇和儿童的营养越来越好的结果。社会进步了，科学知识普及了，人们开始重视营养，维生素和蛋白质确实有促进肌肉和骨骼生长的作用。但有关调查结果表明，最近几十年来，欧洲许多国家居民的营养并没有明显增加，但人们的身高增长速度却一直在继续。

在日本，人们的营养水平还比不上美国，可日本人的身高增长速度超过了美国人。我们中国是一个发展中国家，我们的营养水平不能与这些发达国家相比，但我国青少年身高的平均增长速度却超过了欧洲人。所以，"人类营养增加"的论点也不能让人信服。

也有的学者推测，由于科学技术的发展，无线电、电视、雷达、X光和微波等电磁辐射的增加，以及核辐射和来自宇宙空间的各种辐射，促进了人体的生长发育，人也就越长越高了。但至今没有这方面的可靠证据。一些持不同意见的科学家指出，人类身体增高的趋势早在几十年前就出现了，那时候还没有什么电磁辐射、核辐射，这又怎么解释呢？并且也没有任何证据说明，人体生长速度加快跟宇宙射线的辐射有什么联系。还有的科学家解释说，地球大气层中二氧化碳含量的增加，改变了人类的生态环境，影响人体的新陈代谢，人们的个子才越长越高了。俄罗斯科学家布诺克，从遗传学角度提出了一个新奇的观点，他认为，人越长越高是由于"异族通婚"不断增加的缘故。

不同民族、不同地区的人之间通婚，生下的孩子会比他们的父母高大。混血儿特别高大健壮，就是一个明显的例子。另外，科学家们还发现一个不易察觉的事实：人们改变居住地点也会影响人体的生长发育。据日本科学家考察，搬迁到夏威夷群岛居住的日本人，比他们过去的同乡平均增高 10 厘米。这又是什么原因呢？这些不同的说法到底谁是谁非，科学家们还在争论、研究之中。人类为什么越长越高？人类的身高有没有极限？至今还是一个谜，只有进一步研究和探索，才能揭开其中的奥秘。

人类潜能之谜

人在危急关头，往往能充分发挥体内的潜在能力。一位飞行员因飞机故障迫降了，正当他在地面察看飞机起落架时，突然有头白熊抓住了他的肩头。

医学家早已发现，人体有着惊人的潜能。美国波士顿有一位 80 岁的老翁因车祸而身亡，医生在做尸检时发现，老人体内的许多脏器早已发生严重病变：血管明显硬化；心脏扩大，几乎超过正常人的一倍；肺部有结核病变；两侧慢性肾炎；肝脏血管阻塞，已产生侧支循环。其中，每一种病变几乎都可以置他于死地。然而，死者生前一直生活得很好，并走亲访友四处活动。这一奇迹是怎么出现的呢？医学家认为，人体许多器官都有很大的潜能，万一器官的一部分损坏了，另外的部分就会取而代之，继续维持正常的功能。

正常人在安静情况下，心脏每分钟输出的血量为 5 000 毫升左右。某些疾病可使之减少到每分钟输出 1 500 毫升，却仍能维持生命。剧烈运动时心跳快而有力，每分钟可输出血液 20 000 毫升以上。一个训练有素的运动员，心脏每分钟的输血量可高达 35 000 毫升，是平静状态下正常人的 7 倍。由此可见，心脏的潜能是多么大！

人主要是靠肺进行呼吸的。一个成年人有 3 ~ 4 亿个肺泡，通常，这些肺泡轮流"上岗"工作。在安静情况下，肺泡每分钟的通气量是 4 200 毫升左右；患某些疾病时，每分钟减至 1 200 毫升，仍能维持几小时生命。剧烈运动时每分钟通气量可高达 120 000 毫升，比安静时要高出近 30 倍。由此不难理解，一侧肺因病切除后，单靠另一侧肺也足以满足正常生理需要。

　　人体内遍布毛细血管，总长度占全身血管长度的90%以上。在正常情况下，大多数毛细血管都"关门"休息，只有1/5～1/4的毛细血管开放着；待到剧烈运动时，毛细血管才全部开放。

　　肾脏是制造尿液的器官。它的制尿部位是由许多肾单位组成的。一个肾脏大约有100多万个肾单位。通常，每个人都有两个肾脏，左右各一。据统计，每550人中就有一个单肾人，他们大多能正常生活。有些医学家认为，只要有30%～40%的肾单位正常工作，人就可以高枕无忧了。

　　消化道的潜能也很惊人。在消化道中以小肠最长，它卷缠盘绕，长5～8米。小肠内壁有皱褶，还有如天鹅绒似的绒毛，这能使肠表面积增加600倍，使消化和吸收能力大为提高。据报道，一位奥地利海员因病切除了肠道的90%，剩下的肠道仍能挑起消化和吸收的重担。

　　在智力方面，人的大脑大约共有140亿个神经细胞。而经常活动和运用的不过10多亿个，还有80%～90%的神经细胞在"睡大觉"，尚未很好地发挥作用。美国的一位科学家认为，健康人的大脑，如果一生中始终坚持学习，那么它所容纳的知识信息量可达52亿多册书的内容。

　　人体的潜能是指人体内暂时处于潜在状态还没有发挥出来的力量。科学家发现，人体的潜力相当惊人，有待于人们研究、挖掘。

● 趣味阅读

人呼出的二氧化碳不会加重温室效应

　　以一个体重70公斤的人为例，当他处于休息状态时，每分钟呼出0.25升二氧化碳；当他处于日常的活动状态时，每分钟呼出约1升二氧化碳；而当他从事较为激烈的体力活动，例如慢跑或者有氧健身运动时，每分钟呼出的二氧化碳就将多达2升。假设这个人每天的24小时中有8小时用于睡眠，还有16小时处于正常活动状态的话，他呼出的二氧化碳总量尚不足以加重地球大气的温室效应。NASA（美国国家航空和宇宙航行局）的乔尔·S·莱文博士认为，温室效应的罪魁祸首与呼吸完全无关，因为地球上的植物进行光合作用所需摄取的二氧化碳总量大于人类和动物呼吸，以及动物尸体腐烂过程所产生的二氧化碳总量。

人类智慧之谜

    长期以来，许多人都认为"头大聪明"，也就是说，人脑体积大小与人的聪明愚笨密切相关。但前苏联人脑研究所的研究结果却大出意外，人的智能高低与人脑体积大小并不一定成正比。比如人脑的重量多为 1 300～1 400 克，尽管著名俄罗斯作家屠格涅夫的脑重量达到 2 000 克，可是著名法国作家弗朗斯的脑重量却只有 1 000 克。这样的例子举不胜举。

    从 20 世纪开始，随着医学解剖技术的日益成熟，就有人幻想从天才人物的大脑中提取智慧素。如果这些智慧素能够提取并移植的话，这将给人类带来莫大的益处。从哪儿寻找智慧素的"标本"呢？人们的目光就自然地投向了 20 世纪最杰出的科学巨匠——爱因斯坦。他提出的"相对论"总括了整个宇宙间的质量与能量以及质量与速度的关系，以至使牛顿定律的能量守恒定律等都只不过是一个特例，因而堪称天才中的天才、皇冠上的明珠。但天才也逃不脱生命的规律，1955 年，76 岁的爱因斯坦与世长辞了，全世界都怀着惋惜的心情注视着这颗巨星的陨落。一个由美国第一流脑外科专家组成的班子对他的大脑施行了手术，解剖的结果令人非常失望，他的大脑无论从表面皮层的结构、化学成分及容积大小来看，都与普通人没有两样。爱因斯坦的智慧究竟在哪里？智慧素到底是否存在？人们又走入了迷宫。

    应该承认，人的大脑是一切物质中结构最复杂的东西。神经重量学家们经过近一个世纪的努力才轮廓地把握了它的基本形态。大脑进行诸如感觉、表达、记忆以及理解、推理、判断、想象等思维活动的基本组元是脑细胞，也叫神经元，估计有 1 000 亿个，这个数字几乎跟整个银河系中的星星数相仿。每一个神经元平均含有 1 万个突触，也就相当于 1 万条线路。那么整个人脑就是一台相当于拥有 1 000 万亿条线路容量的高度精密的电子计算机，其复杂、庞大的程度任何电子计算机都望尘莫及。因此，人的大脑可以说是世界上最大的仓库，它接受和贮存的信息等于列宁图书馆总贮存量的 1012～1015 倍，只是由于各种原因的影响，人脑接受信息的有效能力只占它总能力的 1% 左右，潜力很大。

    与电子计算机一样，人脑活动时传递信息的媒介也是脉冲电波，即把来自外界的一切刺激、感觉、形象或抽象的概念先翻译成脉冲群信号。可是在神经元之间传递的时候，这种脉冲电波却要变成化学物质的形式，这就是智慧的核糖核酸，它是决定神经元之间信息传递能力的要素，也就是人脑智慧的物质基础。在同样条件下，每个人的智慧核糖核酸的合成能力并不一样，有的人强，有的人弱，这就是天资的差别。然而后天不断的学习和训练，可以明显提高人脑合成智慧核糖核酸的能力，否则智慧核糖核酸也会退化分解。"人脑越用越聪明""勤奋出天才"等道理就出在这里。现在全世界的图书每年以50万种速度递增，科技杂志上的文章每年要超过400万篇，面对这个汹涌澎湃的知识洪流，科学家正在积极研究提高人脑接受信息的能力。

人类性格遗传之谜

在通常情况下，我们认定某个人"像他父亲一样脾气暴躁"或者"像他母亲一样多愁善感"，则说明了我们性格中的大多特征来自遗传。一般来说，在每个人身上或多或少，或早或晚都能够隐约地见到其性格中的某些方面相似于他父母中的一个。

心理遗传学是遗传学中发展最慢的，这个学说还没有系统化。据说性格一半来自遗传，一半来自后天。科学家的研究表明，如果从父母一方获得的遗传物质DNA可以确定子女的身体特征，那它也会影响他们性格的某些方面。因此，像激动、胆怯或者外向这些性格表现都是从母亲或父亲的基因中遗传下来的。

人们所说的性格是指一个人对现实的态度和他习惯的行为方式。在实际生活中性格往往是最明显的人格特征，所以西方心理学把性格和人格当作同义词。性格特征之一是表现在对人对事的态度上，是热情参与还是冷漠相对；性格特征之二是表现在意志上，是勇敢果断，还是懦弱逦遢，办事拖泥带水；性格特征之三是表现在情绪上，是稳定还是极易波动；性格特征之四是表现在智力上，是自信心强，勇于钻研、创造、攀登，还是无主见、不自信、在困难面前总是灰心丧气。总之每个人的性格特征表现相当复杂，它与人的气质、智慧及能力密切相关。这些特征都以高级神经活动作为生理基础。

心理学认为，性格的形成既有遗传因素的作用，又有环境因素的影响。如果说一个人的气质主要以高级神经活动的类型为基础，遗传因素起着决定性作用，那么性格的形成似乎是后天环境因素起着更多的作用。它主要是以高级神经活动在后天与环境相互作用中形成的动力定型为基础，是在实际生活和社会实践中培养起来的。

遗传因素决定性格吗？以往的心理学家在性格的遗传上做过大量研究。有人对巴赫家族的音乐才能进行了调查研究，在300多年时间里，这个家族出了60位大音乐家，其中20人享有盛名，起码说明这个家族中遗传着对音乐偏爱的天性。还有人对18世纪一位叫卡里克库两次结婚的后代分别进行调查发现，他前妻所生后代189人中，只有46人正常，余下143人都有酗酒、犯罪、癫痫或精神病的记录；而他与第二位妻子所生后代496人中几乎没有明显不正常者。当然不能只凭这些调查就肯定说明人的性格、智能等特征就是遗传所决定，像巴赫后代对音乐的爱好，可能正是音乐家庭环境影响在发挥着作用。

许多学者以双生子性格异同的研究来表明性格与遗传基因的关系。美国明尼苏达大学心理中心的研究指出，双生子即使分开生活，他们的饮食习惯、口味、声音、面部表情、手势动作等性格特征，仍有许多相似之处。两者之间的相似程度用相关系数来表示，很明显同卵双生子的相关系数＞异卵双生子的相关系数＞非双生子同胞兄弟的相关系数。在该研究的双生子中，有一对很早就分开的"双生子"，后来相遇时发现，他们不仅身高、体重相同，说话的腔调、做事的风格、步态姿势相似，兄弟俩的妻子都叫琳达，后来都离了婚，他们的大孩子都叫佳姆斯·奥伦，兄弟俩都开雪佛莱轿车，都有木工的业余爱好，都喜欢在同一海边度假，都在自家花园的树丛周围修了一圈坐椅……这些现象表明性格、爱好、志趣等确实与遗传物质——基因有密切关系。也就是说，遗传在性格形成中确实起着一定的作用。

人类智能种类之谜

人类究竟有多少种智能？一部分学者认为智能是不可分割的统一体，人只有一种智能。美国哥伦比亚大学神经生物学家拉夫·赫路威就明确提出："总的说来，智能就是指处理信息的能力。"也有的学者认为智能是学习能力、顺应环境的能力、适应新情况的能力或掌握运用知识的能力。有的学者索性认为，智能是一个人已经学到的知识总和。

另外一部分学者则认为，智能是由若干种不同属性、能量或心理素质组合而成的综合体，智能可以分解成若干种相互独立的因素，人有多种智能。美国哈佛大学心理学家哈华德·加德纳提出，人有6种智能，它们分别是：语言能力、逻辑数学能力、音乐能力、空间能力、身体运动能力和个人自处能力。1983年，加德纳在他的著作《头脑的结构复合智能理论》中，详尽阐述这6种智能的定义和互相联系，在每个人身上，这6种智能的发展都是不平衡的，也不是一成不变的。加德纳的6种智能学说为不少心理学家所赞同，在当前智能心理学界有一定影响。相信这一学说的神经生理学家还试图在大脑皮层上找出与这6种智能相对应的区域，如能做到这一点，那将是对该学说最有力的支持。然而大脑皮层的功能定位，却远比人们想象的复杂。也有学者认为人的智能不止6种，一位美国心理学家提出，人的智能可以假设成3个变项，第一项包括人的认识、记忆、分散思维、复合思维和评价；第二项包括形象、符号、语义和行为；第三项包括单元、类别、系统关系、转换和含蓄。将这3个变项随机组合，可变换出不下于120种不同的智能因素。这样，人的智能至少是120种。

我国的心理学家认为，人主要有5大基本智能，即观察能力，记忆能力、思维能力、想象能力、实践能力。这5种智能相互联系，相互制约：观察能力是智能结构的眼睛，记忆能力是智能结构的储存器，思维能力是智能结构的中枢，想象能力是智能结构的翅膀，实践能力是智能结构转化为物质力量的转换器，5种智能各占一定的地位。这一提法较为简单明了，在我国学术界有一定影响。

1985年，美国耶鲁大学心理学家罗伯特·斯登伯格教授出版了《超越智商：人类智能的三元理论》一书。在这本著作中，斯登伯格从新的角度探讨智能有多少种的问题，试图对两大派观点进行综合。他认为，人的智能既是统一的，又是可分的。从统一的角度看，每个人的智能都是其遗传天赋和所处环境的具体产物；从可分的角度看，在具体的智能"执行程序"中，每个人的智能可分成具有不同特征的3个方面：外部智能、经验智能和内在智能。外部智能又叫环境智能，强调智能发生作用的环境，即人们怎样运用智能去适应、改造环境。经验智能强调人们在应付新情况、新问题时的灵感、直觉和经验。内在智能指人们内在的精神世界，即对客观世界的总的认识。斯登伯格把人的智能归结为3种，他的三元智能学说在学术界引起很大反响。他强调经验在智能中的重要地位，认为人们可以通过实践发展自己的 3 种智能，这一点易于为大多数人所接受。然而，他的学说并不能使持有"一种智能"或"多种智能"观点的学者放弃自己的学说。

看来，在对人类智能这一异常复杂的现象获得一致公认的明确定义之前，要回答人有多少种智能的问题还为时过早，有关人类智能的研究还远未结束，更多的未知还等待人们的探索。

人类返祖现象之谜

返祖现象是一种不太常见的生物"退化"现象。众所周知，家养的鸡、鸭、鹅经过人类的长期驯化培养，早已失去了飞行能力，但在家养的鸡、鸭、鹅群中，有时会出现一只飞行能力特别强的鸡、鸭、鹅，这只鸡、鸭、鹅就是由于在其身上出现了返祖现象，使其飞行能力得到了恢复。

返祖现象在人类身上也有体现，例如一生下来身上就长满毛发的毛孩，就是一种人类毛发组织器官的返祖"退化"现象，还有天生耳朵会动的人，可归类为神经系统的返祖"退化"现象，以及天生长有尾巴的人，可归为退化器官的返祖"退化"现象。由此可见，返祖现象显现的部位具有不确定性。以此类推，人类的其它器官功能也不能排除会出现返祖"退化"现象，虽然上述的返祖现象严格地说不是一种疾病，但如果人类的某些具有特殊功能的器官也出现返祖"退化"现象，例如控制感情、道德观的神经协调系统、大脑系统出现返祖"退化"现象。由于古代人类的重要部位的神经协调系统与现代人不可能完全相同，其智力程度也相对较低，使该人有可能表现出某种先天性心理障碍、先天性神经系统疾病、先天性智障等现象。因此，不能完全排出个别先天性精神病、先天性智障的起因与神经协调系统、大脑系统出现返祖"退化"现象有关。

返祖现象是一种特殊的遗传现象，是指人类的个体身上出现了人类祖先具有而现代人身上已消失了的解剖生理特征。

1977 年 9 月 30 日，辽宁一个农民家里出生了一个毛孩，他的身上除了手足、掌心、嘴唇，到处都长满长短不一的毛，这些毛比起普通人的毛发又黑又长，很像人类祖先——猿身上的毛。这个毛孩身上出现的就是返祖现象。

造成返祖现象的原因，是某些人的基因控制系统出了毛病。一个人从胚胎到长大的发育过程中，每个器官、每种组织何时开始成长发育，何时停止生长发育都是由人的基因控制的。这个过程极为复杂和精确，使整个人体保持着一定的形态。

人类的祖先具有的某些形态特征，在人的进化过程中已经发生了很大的变化，如脑量增大，体形改变，毛发稀疏，尾巴消失等等。人类祖先的基因和基因调控在这个过程中也发生了很多变化，有的基因改变了，有的基因在人的发育的某一阶段关闭起来。比如人的胚胎发育到2个月时，是有尾巴的，到5~6个月时全身有细密的毛，在胎儿成长的过程中控制生尾的基因关闭了，因此胎儿的尾巴停止生长变成骶骨，而且胎儿出生前浓密的体毛也消失了。胚胎发育的这一过程被认为是重演了人的进化过程，说明人类祖先的某些基因没有消失，只是在适当时候关闭。如果这些应该适时关闭的基因没有关闭，或是因某种原因重新打开，这部分基因就会使人出现异常发育，重现祖先的某些特征。至于出现返祖现象的具体诱因，现在还是一个谜。

人体若干现象之谜

人类身体上的很多难解之谜存在于我们的大脑中。大脑是一个让人迷惑的器官，就像生和死、意识、睡眠和其他更多的东西，都是人类至今也没有解开的谜团。

梦境。如果问10个人同一个问题——是什么引起做梦，你可能会得到10种不同的答案。这是因为目前科学家还没有揭开这个谜底。一种可能是：做梦过程中通过刺激大脑分子间的信息神经键对大脑进行锻炼。另一个理论是，人们梦到白天不能顾及的任务和情感，这个过程可以帮助人们巩固思想和记忆。一般而言，科学家赞同梦境会在浅睡时发生的观点，他们称这一时期为雷姆期睡眠。

睡眠。人的一生要花费1/4的时间睡觉。然而，睡觉的根本原因仍然像天马行空的梦境一样让人迷惑不解。睡眠的两种状态——深睡期（眼球活动减慢），此时脑部代谢活动放慢；浅睡期（此时会做梦），这一时期大脑活动活跃。某些科学家认为深睡期睡眠能让身体休息，恢复精力，就像动物冬眠一样。浅睡期睡眠有助于把记忆的东西组织起来。然而这种观点没有得到证实，浅睡期做梦不总是与记忆有关。

幻觉。估计80%的截肢者都体验过来自断肢的包括温暖、渴望、压力和痛苦等感觉，经历这种现象(我们所知的"幻觉肢体")的人，总是感觉到被截掉的肢体仍然存在。一种解释认为，断肢的神经区与脊髓重新建立了联系，好像缺少的肢体依然存在一样，继续向大脑发送信号。另一个可能是，大脑是一条传输"硬线"，它就像对待完美无缺的身体一样操纵残体——这意味着大脑仍然保存着肢体健全时的操纵蓝本。

任务控制。大脑丘脑下部的下丘脑视交叉上核或生物钟保持身体随着24小时的节奏运转。生理节奏引起的一个最明显的结果是：睡眠——醒来的循环，但是生物钟还影响着消化力、体温、血压和激素的产生。研究人员发现，通过增强光亮调节褪黑激素，可以将生物钟向前或向后调整。最近人们不断争论，是否可以通过补充褪黑激素来帮助人们预防飞机时差——昏昏欲睡和飞机通过时区时产生的头痛感。

记忆途径。人生的某些经历很难忘却，科学家正在利用大脑成像技术设法弄清楚创造记忆和储存记忆的机械反映。他们发现大脑灰质内部的海马体能充当记忆储存箱的功能，但是这个储存区域的分辨能力并不强。对相同的大脑区域的刺激，可以让它产生真实的和虚假的记忆。为了把真实记忆从虚假记忆中脱离出来，研究人员提出根据背景回忆以加强记忆的方法，如果某些事情没有真正发生过，就很难通过这种方法加强人脑对它的记忆。

取悦大脑。笑是人类最难理解的行为之一。科学家发现，当人们开怀大笑时，大脑内部有3个部位变的活跃起来，它们是：管辖思维的区域，它让你获得笑料；运动区域促使你的肌肉运动；情感区域引出"轻佻的"情绪，让人露出笑容。但是为什么某人会因愚蠢的笑话而发笑，而另一些人会在看恐怖影片时咯咯大笑，约翰·莫利尔是威廉与玛丽学院幽默研究的先驱，他发现，笑声是对违反常规的不协调的故事的一个十分有趣的反映。

天生与营养。我们的思想和个性是否是由基因或环境控制的问题，长期以来一直争论不休。科学家建立了一个让人信服的证据体系，证明它可能是受其中之一控制或者是由两方面同时控制。研究个体基因的能力显示出我们对很多人类特性无法控制。

死亡随着人的不断变老，身体的修复机制渐渐失去往日的功效。事实上，人的身体恢复创伤和压力的能力正随着年龄的增加不断下降。人的老化被分成两个种类的学说：第一种学说认为，像人类的其他特征，变老可能是人类遗传学的一部分，并且从某些方面来说对人类有益。第二种学说认为以最不乐观的观点来看，变老不是有意图的，人的一生中细胞不断受到损害从而引起人体老化。